Depression, Angst und Zwang

– Serotonin-Spektrumerkrankungen –

o. Univ. Prof. Dr. S. Kasper, Wien

Die Deutsche Bibliothek – CIP-Einheitsaufnahme

Kasper, Siegfried:
Depression, Angst und Zwang: Serotonin-Spektrumerkrankungen
S. Kasper – Wiesbaden: Dt. Univ.-Verl., 1997 (DUV : Medizin)
NE: Kasper, 3090S.

ISBN-13: 978-3-8244-2080-3   e-ISBN-13: 978-3-322-85484-1
DOI: 10.1007/978-3-322-85484-1

Herausgeber: o. Univ. Prof. Dr. med. S. Kasper

Alle Rechte vorbehalten.
Der Deutsche Universitäts-Verlag ist ein Unternehmen der
Bertelsmann Fachinformation.

© Deutscher Universitäts-Verlag GmbH, Wiesbaden, 1997

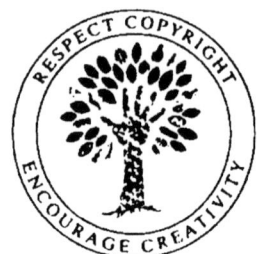

Das Werk einschließlich aller seiner Teile ist urheberrechtlich geschützt. Jede Verwertung außerhalb der engen Grenzen des Urheberrechtsgesetzes ist ohne Zustimmung des Verlags unzulässig und strafbar. Das gilt insbesondere für Vervielfältigungen, Übersetzungen, Mikroverfilmungen und die Einspeicherung und Verarbeitung in elektronischen Systemen.

Konzeption und Realisation: Jürgen Weser, Gütersloh
Herstellung: Gütersloher Druckservice GmbH, Gütersloh
Gedruckt auf chlorfrei gebleichtem und säurefreiem Papier

Inhaltsverzeichnis

1. Serotonerges System 5
1.1 Neurophysiologie und Biochemie des zentralen
 5-HT-Systems 5
1.2 Bestimmung der zentralen 5-HT Aktivität 9
1.3 Ätiologie psychiatrischer Erkrankungen unter
 besonderer Berücksichtigung des serotonergen
 Systems 12
1.3.1 Depressive Störung 12
1.3.2 Angst – Panikstörung 14
1.3.3 Zwangsstörung 15
1.3.4 Andere Erkrankungen (z.B. Schizophrenie) 15

2. Depressive Störung 17
2.1 Begriffsbestimmung 17
2.2 Symptomatologie 19
2.3 Diagnostik 20
2.4 Differentialdiagnostik 21
2.5 Epidemiologie 22
2.6 Therapie 22
2.6.1 Pharmakotherapie 22
2.6.2 Psychotherapie 25
2.7 Patientenbeispiele 26

3. Angst – Panikstörung 29
3.1 Begriffsbestimmung 29
3.2 Symptomatologie 31
3.3 Diagnostik 33
3.4 Differentialdiagnostik 35
3.5 Epidemiologie 38
3.6 Therapie 39

3.6.1	Pharmakotherapie	39
3.6.2	Psychotherapie	42
3.7	Patientenbeispiele	44
4.	**Zwangsstörung**	**47**
4.1	Begriffsbestimmung	47
4.2	Symptomatologie	47
4.3	Diagnostik	49
4.4	Differentialdiagnostik	51
4.5	Epidemiologie	53
4.6	Therapie	53
4.6.1	Pharmakotherapie	53
4.6.2	Psychotherapie	54
4.7	Patientenbeispiele	55
5.	**Komorbidität – Serotonin-Spektrumerkrankungen**	**58**
5.1	Begriffsbestimmung	58
5.2	Probleme bei der Diagnostik	59
5.3	Epidemiologie	60
5.4	Mögliche Ursachen	60
5.5	Therapie	62
5.6	Fallbeispiel: Komorbidität von Depression und Panikstörung	63
6.	**Weiterführende Literatur**	**64**
7.	**Stichwortverzeichnis**	**65**

1. Serotonerges System

1.1 Neurophysiologie und Biochemie des zentralen 5-HT-Systems

Serotonin (chemische Bezeichnung: 5-Hydroxytryptamin, 5-HT) wurde im Jahr 1948 durch RAPPORT et al. erstmals beschrieben und hat insbesondere in den letzten 20 Jahren das Interesse der Forscher auf sich gezogen. Während am Anfang der Antagonismus zwischen LSD und Serotonin im Mittelpunkt der Untersuchungen stand, wurde seit der Beschreibung von COPPEN et al. (1967) die verminderte Aktivität serotonerger Neurone in der Pathogenese affektiver Erkrankungen untersucht und diskutiert.
Die Existenz von serotonergen Neuronen im Gehirn wurde mit Hilfe von fluoreszenzhistochemischen Methoden detailliert beschrieben. Aus diesen und nachfolgenden Untersuchungen weiß man, daß die Zellkörper serotonerger Neurone fast ausschließlich im Hirnstamm in den verschiedenen Raphekernen liegen und von dort aus zahlreiche Hirnregionen innervieren (Abb. 1). Insbesondere haben sich Teile des limbischen Systems, des Septums, Hippocampus und Gebiete (Abb. 2), die für die endokrinologische Steuerung verantwortlich sind, für die Psychiatrie als bedeutsam erwiesen, da gezeigt werden konnte, daß diese Gebiete auch für die Steuerung von Emotionen und Affekten eine wichtige Rolle spielen. Neben den obengenannten Arealen wird auch das nigrostriatäre Gebiet durch serotonerge Fasern versorgt, was für die Steuerung der Motorik und damit für die modernen, sogenannten atypischen Neuroleptika von Bedeutung ist.

Serotonerges System

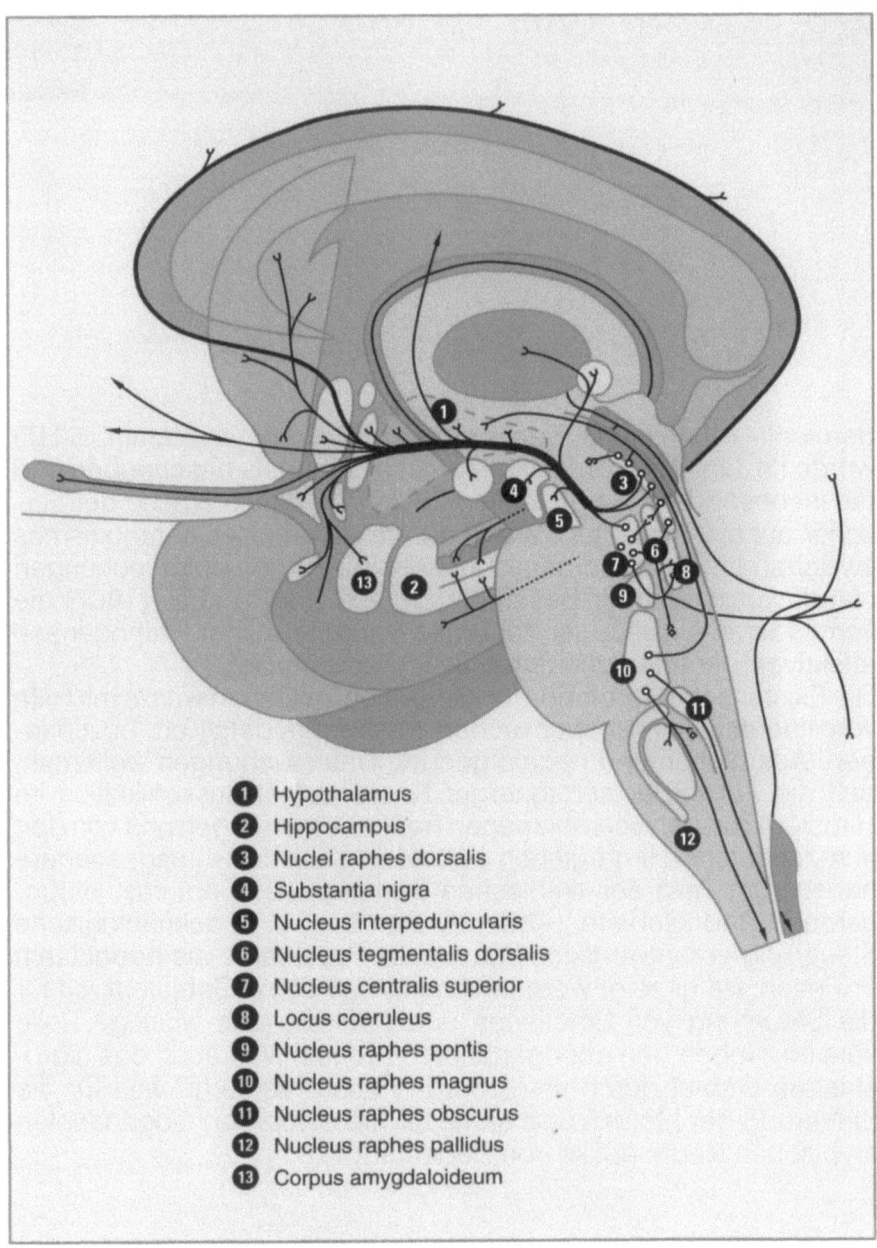

① Hypothalamus
② Hippocampus
③ Nuclei raphes dorsalis
④ Substantia nigra
⑤ Nucleus interpeduncularis
⑥ Nucleus tegmentalis dorsalis
⑦ Nucleus centralis superior
⑧ Locus coeruleus
⑨ Nucleus raphes pontis
⑩ Nucleus raphes magnus
⑪ Nucleus raphes obscurus
⑫ Nucleus raphes pallidus
⑬ Corpus amygdaloideum

Abb. 1:   Zentrale serotonerge Aktivität

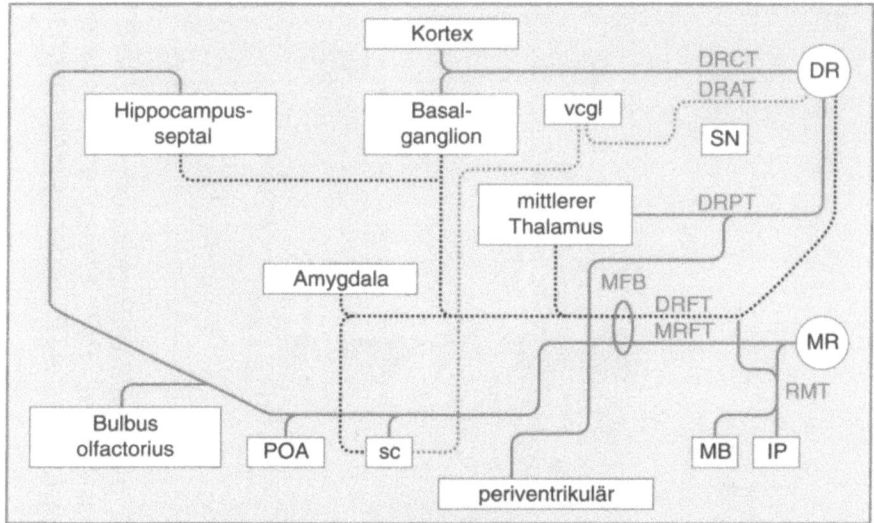

Abb. 2: Die wichtigsten aufsteigenden Bahnen der Nuclei der dorsalen und mittleren Raphe wurden mittels autoradiographischer Tracer-Technik nach [³H] Prolin-Injektion bestimmt. Die sechs identifizierten Bahnen sind: kortikaler Trakt der Raphe dorsalis (DRCT); anteriorer Trakt der Raphe dorsalis (DRAT); periventrikulärer Trakt der Raphe dorsalis (DRPT); Vorderhirntrakt der Raphe dorsalis (DRFT); Vorderhirntrakt der mittleren Raphe (MRFT); mittlerer Trakt der Raphe (RMT); interpedunkulärer Nukleus (IP); Mammilarkörper (MB); mittleres Vorderhirnbündel (MFB); präoptisches Gebiet (POA); Nucleus suprachiasmaticus (sc); Substantia nigra (SN); ventrolateraler Nukleus (vcgl). DR = Raphe dorsalis, MR = mittlerer Raphekern.

Serotonin wird aus der Aminosäure Tryptophan, das die Blut-Hirn-Schranke durchdringen kann und im Neuron aufgenommen wird, über die Zwischenstufe 5-Hydroxytryptophan gebildet. In der weiteren Folge wird es in den Vesikeln gespeichert und erst bei der Entstehung von Nervenimpulsen durch Exozytose in den synaptischen Spalt freigesetzt (Abb. 3). Zum großen Teil wird Serotonin über einen aktiven Transportmechanismus wieder in die Synapse aufgenommen, um bei der nächsten Übertragung von

Serotonerges System

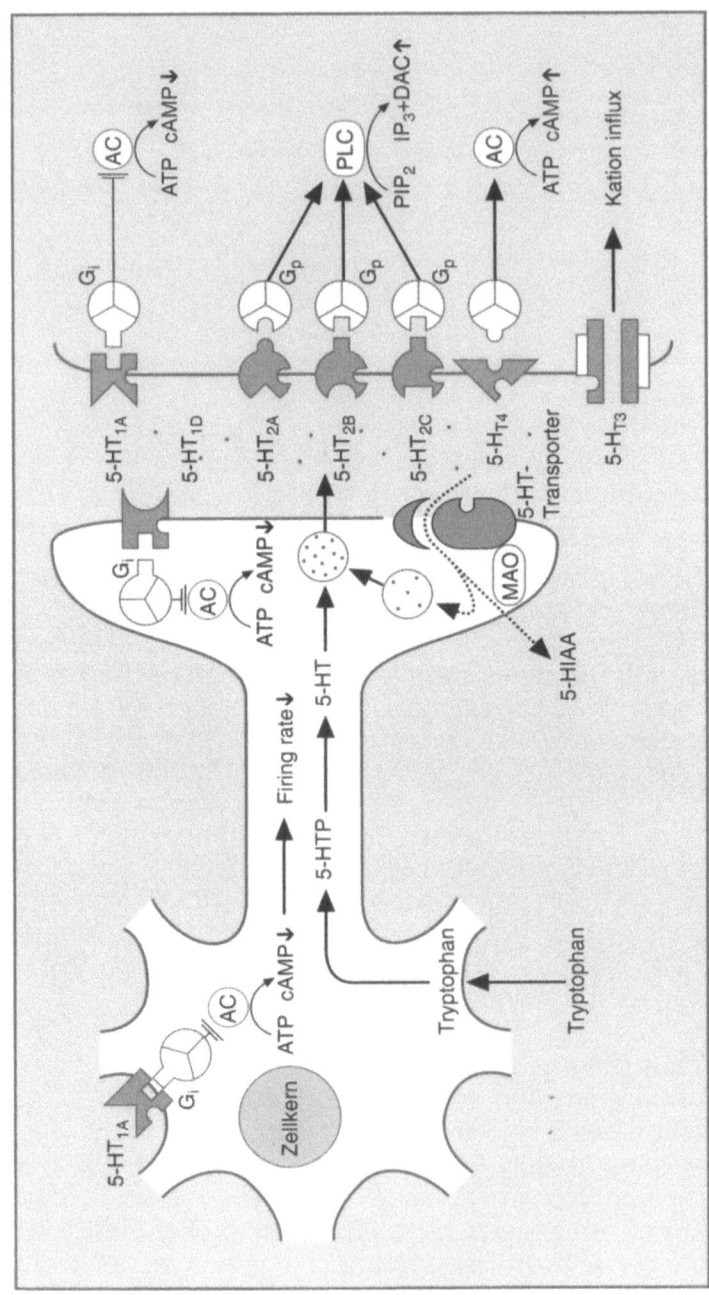

Abb. 3: Die serotonerge Neurotransmission
AC: Adenylatcyclase, PLC: Phosphorlipase C, G: glomerulärer Proteinkomplex, 5-HTP: 5-Hydroxytryptophan, 5-HIAA: 5-Hydroxyindolessigsäure, PIP: Phosphatidyl-inositoldiphosphat, IP: Inositolphosphat, DAC: Diacylglycerin, ATP: Adenosintriphosphat, cAMP: zyklisches Adenosinmonophosphat

Tab. 1: Klinische Indikationen für Substanzen, die an zentralen serotonergen Strukturen aktiv sind

Indikationen	Serotonerge (5-HT)-Strukturen (Rezeptoren, Wiederaufnahmetransporter)
Angst	5-HT_{1A}, 5-HT_2, 5-HT_3
Depression	5-HT_{1A}, 5-HT-Wiederaufnahme
Zwangsstörung	5-HT-Wiederaufnahme
Akute Migräne	5-HT_{1D}
Migräne (prophylaktisch)	5-HT_2
Appetit-unterdrückend	5-HT_{1A}, 5-HT-Wiederaufnahme

Nervenimpulsen wieder zur Verfügung zu stehen. Durch das Enzym Monoaminoxidase (Form A) wird Serotonin zu 5-Hydroxyindolessigsäure abgebaut, die in Körperflüssigkeiten wie Blut, Liquor und Urin gemessen werden kann.

Im synaptischen Spalt reagiert Serotonin mit den jeweiligen Rezeptoren, über die es seine Wirkung weiterleitet. Für Serotonin sind inzwischen verschiedene Rezeptorsubtypen bekannt (zur Zeit sieben Hauptklassen). Die Unterscheidung dieser Rezeptoren erfolgte aufgrund von Bindungsstudien mit radioaktiv markierten Liganden und aufgrund der Aufklärung der Proteinstruktur mit molekularbiologischen Methoden. Die 5-HT-Rezeptoren sind entweder an unterschiedliche G-Proteine (z.B. 5-HT_1, 5-HT_2, 5-HT_4, 5-HT_5, 5-HT_6, 5-HT_7) oder an einen Ionenkanal gekoppelt (5-HT_3). Tab. 1 zeigt die Beteiligung verschiedener Rezeptortypen bei serotonergen Dysfunktionssyndromen.

1.2 Bestimmung der zentralen 5-HT-Aktivität

Zur Bestimmung der zentralen serotonergen Aktivität wurden verschiedene, klinisch handhabbare Untersuchungsmethoden her-

Serotonerges System

Tab. 2:   Klinische Möglichkeiten zur Beurteilung des serotonergen Systems

---

- **Neuroendokrinologie**

    Präkursoren (5-HTP, L-TP)
    Freisetzer (Fenfluramin)
    Wiederaufnahmehemmer (Citalopram, Clomipramin)
    Rezeptor-Agonisten (m-CPP, Ipsapiron)
    Rezeptor-Antagonisten (Metergolin)

- **Tryptophan-Depletionstest**

- **Nuklearmedizinische Methodik**

    Wiederaufnahmetransporter (ß-CIT)
    5-HT_2-Rezeptor (Spiperon)

---

angezogen (Tab. 2). Diese beziehen sich zum einen auf neuroendokrinologische Stimulationsmethoden und zum anderen auf radiologische Techniken. In jüngster Zeit wurde durch den Tryptophan-Depletionstest eine weitere wichtige Methode zur Beurteilung der serotonergen Aktivität in die Literatur eingeführt.
Neuroendokrinologische Stimulationsmethoden können entweder mit einem Serotonin-Freisetzer (z.B. Fenfluramin), einem Agonisten der Rezeptoren (z.B. Ipsapiron, Agonist des postsynaptischen 5-HT_{1A}-Rezeptors) bzw. durch einen Serotonin-Wiederaufnahmehemmer (z.B. Citalopram, Clomipramin) erfolgen. Dabei ist die Kenntnis der Physiologie des serotonergen Systems und dessen Interaktion mit neuroendokrinologischen Parametern, insbesondere von Prolaktin und Serotonin, von Bedeutung. Da durch eine serotonerge Aktivierung die Ausschüttung von Cortisol und Prolaktin bewirkt wird, weist eine geringere Ausschüttung dieser Hormone auf eine geringere serotonerge Aktivität hin. Während Basalwertuntersuchungen dieser Hormone keine charakteristischen Gruppenunterschiede zwischen Patienten (insbesondere depressive Patienten) und gesunden Kontrollen ergaben, wiesen die Hormonwerte nach Stimulation mit den obengenannten Substanzen bei den depressiven Patienten jeweils einen verminderten Blutspiegel auf.

In letzter Zeit wurde durch neuroradiologische Methoden die Möglichkeit eröffnet, den Serotonin-Transporter in vivo im Gehirn des Menschen durch die Substanz ß-CIT [(^{123}J) 2-ß-carbomethoxy-3-ß-(4-iodophenyl)-tropan] darzustellen. Erste Untersuchungen haben ergeben, daß die Wirkung von Serotonin-Wiederaufnahmehemmern auf den Serotonin-Transporter in den Raphekernen gemessen werden kann. Bei unbehandelten depressiven Patienten ergibt sich der Hinweis, daß bei dieser Patientengruppe eine verminderte Aktivität dieses 5-HT-Transporters vorhanden ist, was auf einen Serotonin-Mangel hinweisen würde.

Durch den Tryptophan-Depletionstest wird, ähnlich wie bei dem in der Inneren Medizin bekannten EKG-Belastungstest, der Versuch unternommen, die Verfügbarkeit an serotonerger Aktivität beim Menschen zu bestimmen (NEUMEISTER et al., 1996). Hypothetisch kann man davon ausgehen, daß ein höherer Anteil serotonerger Aktivität im zentralen Nervensystem verfügbar ist als aktuell gebraucht wird. Durch den Tryptophan-Depletionstest kommt es aufgrund einer experimentell erzeugten Serotonin-Reduzierung im zentralen Nervensystem, bei remittierten depressiven Patienten und vulnerablen gesunden Kontrollen (z.B. Personen, bei denen

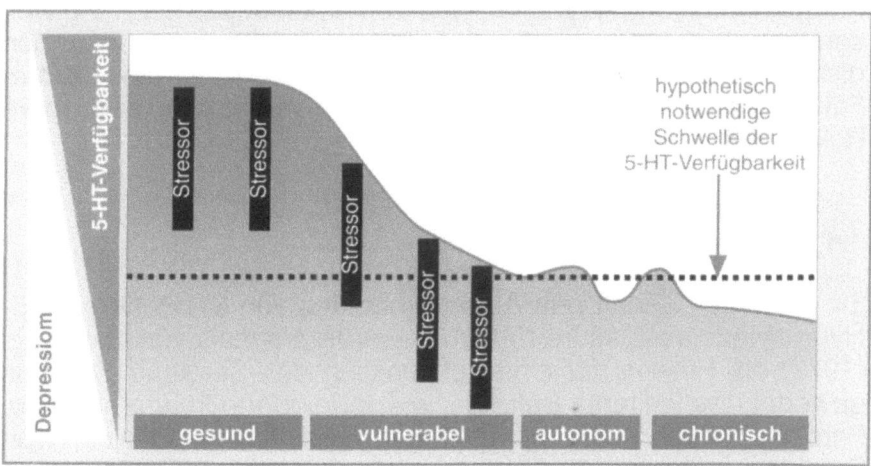

Abb. 4: Schwellenmodell zur Interaktion und Verfügbarkeit des zentralen serotonergen Systems und Depressivität sowie der Bedeutung von Stressoren zu den jeweiligen Krankheitsphasen

Verwandte 1. Grades an Depression erkrankt waren) zum Auftreten einer vorübergehenden, milden depressiven Verstimmung. Diese erst in wenigen Untersuchungen verfügbaren, jedoch replizierten Ergebnisse weisen darauf hin, daß das Ausmaß der vorhandenen serotonergen Aktivität von wesentlicher Bedeutung für eine ausgeglichene affektive Grundgestimmtheit ist. In Abb. 4 wird auf den hypothetischen Zusammenhang zwischen der zentralen Serotonin-Verfügbarkeit und den Krankheitsphasen einer Depression eingegangen. Verschiedene Stressoren (biochemischer Art wie beim Tryptophan-Depletionstest, aber auch psychosozialer Natur wie z.B. Verlusterlebnisse) führen zu einem Absinken der zentralen serotonergen Aktivität, die mit einer depressiven Verstimmung einhergeht.

1.3 Ätiologie psychiatrischer Erkrankungen unter besonderer Berücksichtigung des serotonergen Systems

Für die Ätiologie von Depressionen, Angststörungen und der Zwangsstörung wird eine multifaktorielle Genese mit sowohl psychosozialen, verhaltensbedingten und auch biologischen Komponenten angenommen. Neuere Forschungsergebnisse weisen jedoch bei diesen oftmals auch als Spektrumerkrankungen diskutierten Störungen auf die Dominanz biologisch-ätiologischer Faktoren hin, wobei dem serotonergen System eine besondere Rolle zukommen soll.

1.3.1 Depressive Störung

Ein niedriger Gehalt des Abbauproduktes von Serotonin, der 5-Hydroxyindolessigsäure (5-HIAA), wurde erstmals von VAN PRAAG (1972) als Hinweis für eine Fehlfunktion des Serotonin-Systems gewertet. Die weiteren Befunde, wie verminderte Imipramin- bzw. Paroxetinbindung an Blutplättchen, eine Verminderung von Serotonin bzw. dessen Abbauprodukt (5-HIAA) an Gehirnen von verstorbenen depressiven Patienten sowie Veränderungen der oben beschriebenen neuroendokrinologischen Parameter (z.B. verminderte Prolaktin- bzw. Cortisolsekretion nach Stimulation mit Fenfluramin), weisen auf eine verminderte serotonerge Aktivität bei

Depressive Störung

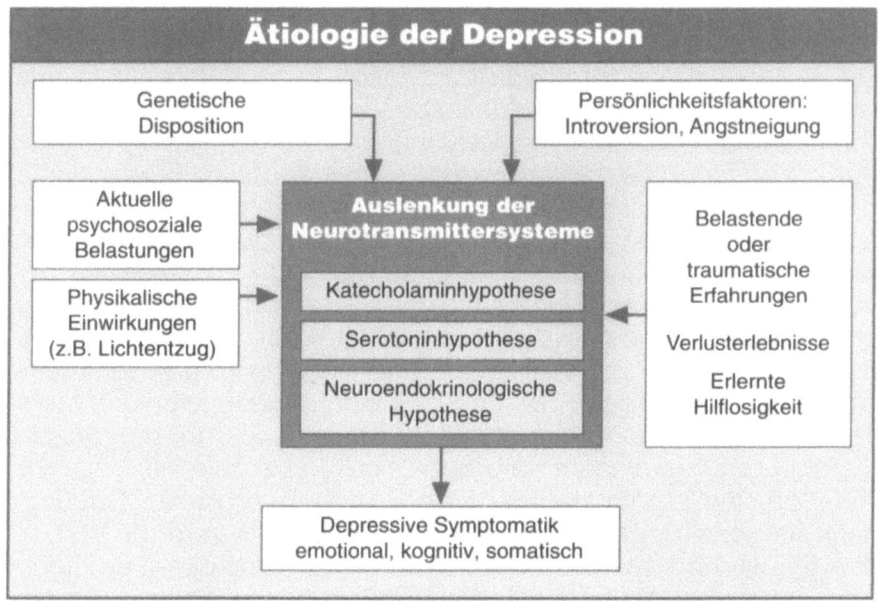

Abb. 5: Multifaktorielle Ätiologie depressiver Erkrankungen

Depressionen hin. Der Versuch, einen Zusammenhang zwischen einer biochemisch definierten sogenannten Serotonin-Depression – gekennzeichnet durch niedrige Konzentrationen von Serotonin bzw. dessen Abbauprodukt 5-Hydroxyindolessigsäure im Liquor – und einer nachfolgenden Behandlung mit entweder spezifisch serotonerg oder noradrenerg wirkenden Medikamenten nachzuweisen, ist jedoch bis heute nicht eindeutig geglückt. Die Rolle von Serotonin in der Ätiopathogenese depressiver Erkrankungen wird im Rahmen einer multifaktoriellen Ätiologie gesehen, bei der auf Neurotransmitterebene auch dem serotonergen und noradrenergen System eine wesentliche Rolle zukommt. Die Ätiologie der Depression muß jedoch, wie bei vielen anderen psychiatrischen Erkrankungen, als multifunktionell angesehen werden, wie aus Abb. 5 hervorgeht.

Serotonerges System

1.3.2 Angst – Panikstörung

Die Bedeutung des serotonergen Systems in der Pathophysiologie von Angsterkrankungen wurde insbesondere durch die gute Wirksamkeit der Serotonin-Wiederaufnahmehemmer (SSRI) belegt. Spezifische, neuroendokrinologische Untersuchungen, wie sie für die Depressionen vorliegen, gibt es jedoch nicht. Als Erklärungsansätze für die Ätiologie der Panikstörung gelten neben dem serotonergen System die Veränderungen des GABA-ergen Systems (Gamma-Aminobuttersäure) und des Locus coeruleus, der hohe Konzentrationen noradrenerger Neuronenverbände enthält. Es wird vermutet, daß GABA, die den Hauptanteil des inhibitorischen Neurotransmitter-Systems des Gehirns darstellt, eine wichtige Rolle zukommt. GABA öffnet die Ionenkanäle der neuronalen Membranen, verursacht dadurch eine Hyperpolarisierung der Neurone und erhöht dadurch ihre Erregungsschwelle. Dadurch kann Angst verringert werden. Interessante modulierende Verbindungen wurden zwischen dem GABA-ergen und dem serotonergen System beschrieben. Andere Forschungsergebnisse deuten auf die zentrale Bedeutung des Locus coeruleus hin, da dessen Stimulierung Gefühle der Angst hervorruft.

Während sich das biologische Modell der Ätiopathogenese der Panikstörung auf die oben beschriebenen Mechanismen stützt, konzentriert sich das psychosoziale auf Streßfaktoren und Konflikte. Das lerntheoretische Modell erklärt die Entstehung der Angstsymptomatik durch Mechanismen der klassischen Konditionierung: Vorher neutrale Situationen (wie z.B. Kaufhäuser, Aufzüge, weite Plätze etc.) lösen in der Folge Angstreaktionen aus. In der weiteren Entwicklung kann es auch zu einer Koppelung dieser gelernten Angstreaktion an andere als die Ursprungssituation kommen (Generalisierung). Sekundär wird häufig ein Vermeidungsverhalten entwickelt, d.h., die angstauslösende Situation wird umgangen, wodurch die erworbene Koppelung aufrechterhalten wird (operante Konditionierung). Die Kombination von Generalisierung und Vermeidungsverhalten kann schließlich dazu führen, daß die Betroffenen sich nicht mehr allein aus dem Haus wagen.

1.3.3 Zwangsstörung

Ähnlich wie bei der Panikstörung werden auch die günstigen therapeutischen Ergebnisse mit den SSRI in einen Zusammenhang mit der Pathophysiologie einer gestörten serotonergen Aktivität gebracht. Darüber hinaus liegen auch, ähnlich wie bei depressiven Erkrankungen, neuroendokrinologische Challenge-Untersuchungen vor, die auf eine verminderte serotonerge Aktivität schließen lassen. Studien, die mit der Positronen-Emissions-Tomographie (PET) durchgeführt wurden, weisen darauf hin, daß Patienten mit einer Zwangsstörung eine erhöhte Metabolisierungsrate im Bereich des Frontalhirns aufweisen. Da sich in diesen Gehirnstrukturen auch hohe Serotonin-Konzentrationen finden, unterstreichen diese Ergebnisse die Bedeutung des serotonergen Sytems in der Pathophysiologie der Zwangsstörung. Von psychodynamischer Seite wurde aufgrund der symptomatologisch vorherrschenden Aggression und Sauberkeit ein Zusammenhang mit einer Störung in der anal-sadistischen Phase angenommen. Bereits FREUD beschrieb die Gefühlsisolierung, das Ungeschehenmachen und die Reaktionsbildung als die daraus resultierenden wesentlichen Abwehrmechanismen bei der Zwangsstörung. Ambivalenz und magisches Denken können nach psychoanalytischen Vorstellungen ebenfalls auf eine Störung in dieser Entwicklungsphase hindeuten. Unter lerntheoretischen Vorstellungen können die Zwangsgedanken als ein konditionierter Stimulus auf Angst erklärt werden. Dadurch werden Objekte und Gedanken, die früher als neutral erlebt wurden, konditionierte angstauslösende Stimuli. Zwangshandlungen erscheinen logisch, da es dadurch möglich ist, die mit den Zwangsvorstellungen assoziierte Angst abzubauen.

1.3.4 Andere Erkrankungen (z.B. Schizophrenie)

In jüngster Zeit wurde durch die besondere Wirkung der sogenannten atypischen Neuroleptika, die eine ausgeprägte $5-HT_2$-Blockade aufweisen, auch die Bedeutung von Serotonin bei schizophrenen Patienten diskutiert. Neuroleptika mit einem serotonergen Wirkmechanismus zeichnen sich insbesondere durch ihre Wirkung auf Negativsymptome sowie durch geringe bis fehlende extra-

Serotonerges System

pyramidal-motorische Nebenwirkungen (EPMS) aus, da serotonerge Neuronenverbände modulierend in das extrapyramidal-motorische System eingreifen. Beide Komponenten, insbesondere die der fehlenden EPMS-Nebenwirkungen, stellen für die Langzeitbehandlung schizophrener Patienten einen wichtigen Faktor dar, da dadurch die Bereitschaft der Patienten wächst, die notwendigen Medikamente einzunehmen.

2. Depressive Störung

2.1 Begriffsbestimmung

In den beiden führenden Klassifikationssystemen, der Internationalen Klassifikation (ICD-10) sowie der Klassifikation der Amerikanischen Psychiatrischen Gesellschaft (DSM-IV), wird nun die früher als endogene Depression bzw. als Melancholie bezeichnete Form der Depression als depressive Episode (nach ICD-10) bzw. Major Depression (nach DSM-IV) aufgeführt (Tab. 3). Früher benutzte beschreibende Darstellungen, wie die einer Umzugsdepression bzw. Entwurzelungsdepression, werden in modernen Klassifikationskonzepten nicht aufgegriffen, da sie wegen der

Tab. 3: Klassifikation depressiver Störungen (ICD-10)

Hauptformen		Unterformen	
Depressive Episode	F32	leicht mittelgradig schwer	F32.0 F32.1 F32.2
Rezidivierende depressive Episode	F33	leicht mittelgradig schwer	F33.0 F33.1 F33.2
Anhaltende milde Depression (Dysthymia)	F34.1		
Bipolare affektive Störung	F31		

Tab. 4: Psychische, psychomotorische und somatische Symptome der Depression

Psychische Symptome

- Depressive Verstimmung
- Freudlosigkeit
- Antriebsmangel
- Gefühlsverlust
- Angst
- Innere Leere
- Hoffnungslosigkeit
- Suizidalität
- Depressive Denkinhalte
- Entscheidungsschwäche
- Denkhemmung/ Grübeln

Psychomotorische Symptome

- **Psychomotorische Hemmung**
  Bewegungsarmut/Stupor
  Hypo-/Amimie
  Kommunikationshemmung

- **Psychomotorische Agitiertheit**
  Innere/äußere Unruhe
  Getriebenheit/Raptus
  Leerer Beschäftigungsdrang

Somatische Symptome

- **Störung der Vitalität**
  Kraftlosigkeit, fehlende Frische

- **Vegetative Störungen**
  Schlafstörungen
  Leibgefühlsstörung
  (Schmerz-, Druck- und Kältegefühle,
  Appetit- und Gewichtsverlust)
  Störungen der Libido
  Chronobiologische Auffälligkeiten
  (z.B. Tagesschwankungen)

einseitigen Ursachenzuschreibung eventuell irreführend sein können. Jedoch auch die heutige Zeit ist nicht frei von dieser einseitigen Sichtweise, wie an dem vorwiegend aus der Boulevardpresse bekannten „Burn-Out"-Begriff abgelesen werden kann.

2.2 Symptomatologie

Bei einem depressiven Syndrom liegen psychische, psychomotorische und somatische Symptome vor (Tab. 4), die zur Diagnosestellung einer depressiven Episode mindestens zwei Wochen andauern müssen (Tab. 5).
Bei den **psychischen Symptomen** stehen die gedrückte Stimmungslage (depressive Verstimmung), ein Mangel an Antrieb und Interesselosigkeit der Patienten im Vordergrund. Dieser Zustand ist mit Gefühlsverlust (Anhedonie), mit dem Gefühl innerer Leere, Hoffnungslosigkeit und Angst verbunden. Weiterhin muß zu diesem Symptomenkomplex noch die Suizidalität gezählt werden. Häufig wird eine Konzentrationsschwäche bis hin zur Unfähigkeit sowie ein Grübelzwang, verbunden mit einer Denkhemmung, beschrieben. Die **psychomotorischen Symptome** zeigen sich entweder in einer psychomotorischen Hemmung oder einer psychomotori-

Tab. 5: Symptome der depressiven Episode nach ICD-10

Hauptsymptome	Andere häufige Symptome
1. Gedrückte Stimmung 2. Interesse-/Freudlosigkeit 3. Antriebsstörung	1. Konzentrationsstörung 2. Vermindertes Selbstwertgefühl 3. Schuldgefühl 4. Hemmung/Unruhe 5. Selbstschädigung 6. Schlafstörung 7. Appetitminderung
2 oder 3 Hauptsymptome müssen vorhanden sein	2 - 4 andere Symptome müssen vorhanden sein
Dauer: mindestens 2 Wochen	

Depressive Störung

schen Agitiertheit. Während die psychomotorische Hemmung durch Bewegungsarmut bis hin zu Stupor gekennzeichnet ist, ist die psychomotorische Agitiertheit durch eine innere/äußere Unruhe sowie durch einen leeren Beschäftigungsdrang charakterisiert. Unter den **sogenannten somatischen Symptomen** dominiert das Gefühl der Kraftlosigkeit und der fehlenden Frische, was von einigen Psychiatern als Störung der Vitalität bezeichnet wird. Weitere somatische Symptome sind vegetative Störungen wie Schlafstörungen, Störungen der Libido und chronobiologische Auffälligkeiten (z.B. Verschlechterung der Stimmung in den Morgenstunden) sowie charakteristische Leib- und Gefühlsstörungen sowie Schmerz-, Druck- und Kältegefühle, Appetit- und Gewichtsverlust.

2.3 Diagnostik

Unter klinischen Gesichtspunkten können folgende Hauptformen depressiver Erkrankungen unterschieden werden:

> unipolare Depression,
> bipolare Depression,
> Dysthymia,
> depressive Anpassungsstörung,
> schizoaffektive Psychosen mit depressiver Ausprägung.

Während man bei der am häufigsten vorkommenden unipolaren Depression lediglich depressive Episoden beobachtet, treten bei den sogenannten bipolaren Depressionen im Laufe einer Erkrankung zusätzlich zu den häufigeren depressiven Episoden auch manische und/oder hypomanische Episoden auf. Beide Formen können eine leichte, mittelgradige und schwere Ausprägung zeigen. Die wiederholt auftretende unipolare Depression wird nach ICD-10 als rezidivierende Depression bezeichnet. Bei der Dysthymia liegt eine depressive Grundstimmung vor, die über eine längere Zeit des Lebens andauert (mehr schlechte als gute Tage im Leben). Sie erreicht in ihrer Ausprägung jedoch nicht die Qualität einer depressiven Störung. Bei der depressiven Anpassungsstörung kommt es zu einer depressiven Gestimmtheit im Zusammenhang mit lebensgeschichtlichen Ereignissen (z.B. Um-

Tab. 6: Diagnostische Leitlinien der depressiven Episode nach ICD-10

1) **Symptomatik:**
   Vorliegen von mindestens 2 Hauptsymptomen und 2 anderen häufigen Symptomen

2) **Dauer der Symptomatik:**
   2 Wochen lang

3) **Ausschlußdiagnosen:**
   nicht auf Mißbrauch psychotroper Substanzen (ICD-10: F1), bzw. auf organische psychische Störung rückführbar (ICD-10: F0)

zug, Partnerverlust etc.), die jedoch auch nicht die volle Schwere einer depressiven Störung erreicht und innerhalb von 6 Monaten abgeschlossen sein soll. Bei der schizoaffektiven Psychose mit einer depressiven Symptomatik treten sowohl schizophrene als auch depressive Symptome gleichzeitig auf.

Die Diagnose einer depressiven Episode kann nach ICD-10 gestellt werden, wenn zwei oder drei Hauptsymptome bzw. zwei bis vier Nebensymptome (s. Tab. 5 und 6) über die Dauer von mindestens zwei Wochen vorliegen. Außerdem müssen spezifische Ausschlußkriterien eingehalten werden.

2.4 Differentialdiagnostik

Die Differentialdiagnostik der Depression richtet sich vorwiegend nach den verschiedenen Unterformen der Depresssion selbst. Dabei ist die wichtigste Unterscheidung die Abgrenzung zwischen einer unipolaren und einer bipolaren affektiven Störung. Insbesondere für die Langzeitbehandlung ist die Erkennung der bipolaren Störungen wichtig, da hierbei zusätzlich zur antidepressiven Medikation noch Lithium bzw. Carbamazepin benötigt wird. Eine Dysthymia schließt die Diagnose einer depressiven Episode nicht aus. Häufig wird eine sogenannte **doppelte Depression**, d.h. eine zeitweilig auftretende depressive Episode zusätzlich zur Dysthymia beobachtet.

2.5 Epidemiologie

Depressionen gehören zu den häufigsten psychiatrischen Erkrankungen. In der allgemeinmedizinischen Praxis wird der Hausarzt wahrscheinlich am häufigsten mit dieser Krankheit konfrontiert. Epidemiologische Studien in verschiedenen Ländern haben gezeigt, daß etwa 17 % der Gesamtbevölkerung im Laufe ihres Lebens (Lebenszeitprävalenz) an einer Depression erkranken. Deutlich höher ist die Prävalenz bei jenen Patienten, die den Hausarzt aufsuchen. Verschiedene Fragebogenstudien haben gezeigt, daß zwischen 12 und 25 % der Patienten an einer Depression unterschiedlichen Ausmaßes leiden, wobei bei mehr als der Hälfte der Patienten das Krankheitsbild unerkannt bleibt.

2.6 Therapie

2.6.1 Pharmakotherapie

Antidepressiva lassen sich nach ihrer chemischen Struktur bzw. nach ihrem Wirkmechanismus in verschiedene Gruppen unterteilen:
- trizyklische Antidepressiva, z.B. Amitriptylin, Clomipramin, Desipramin, Doxepin, Imipramin etc.,
- tetrazyklische Antidepressiva, z.B. Maprotilin, Mianserin,
- Serotonin-Wiederaufnahmehemmer (SSRI), z.B. Citalopram, Fluoxetin, Fluvoxamin, Paroxetin, Sertralin,
- Antidepressiva mit dualem Wirkmechanismus, z.B. Mirtazapin, Milnacipran, Venlafaxin,
- MAO-Hemmer, z.B. Tranylcypromin,
- reversible, spezifische Hemmer der Monoaminoxidase A (RIMA), z.B. Moclobemid,
- andere: z.B. Trazodon, Viloxazin, Johanniskrautpräparate.

Für die thymoleptische Wirkung der Antidepressiva wird die Wirkung auf monoaminerge Synapsen im Zentralnervensystem verantwortlich gemacht. Wie bereits an anderer Stelle beschrieben, wird als Ursache der Depression ein Mangel an Neurotransmittern im synaptischen Spalt angenommen, der durch die spezifisch wirkenden Antidepressiva behoben werden soll (Abb. 6).

Pharmakotherapie

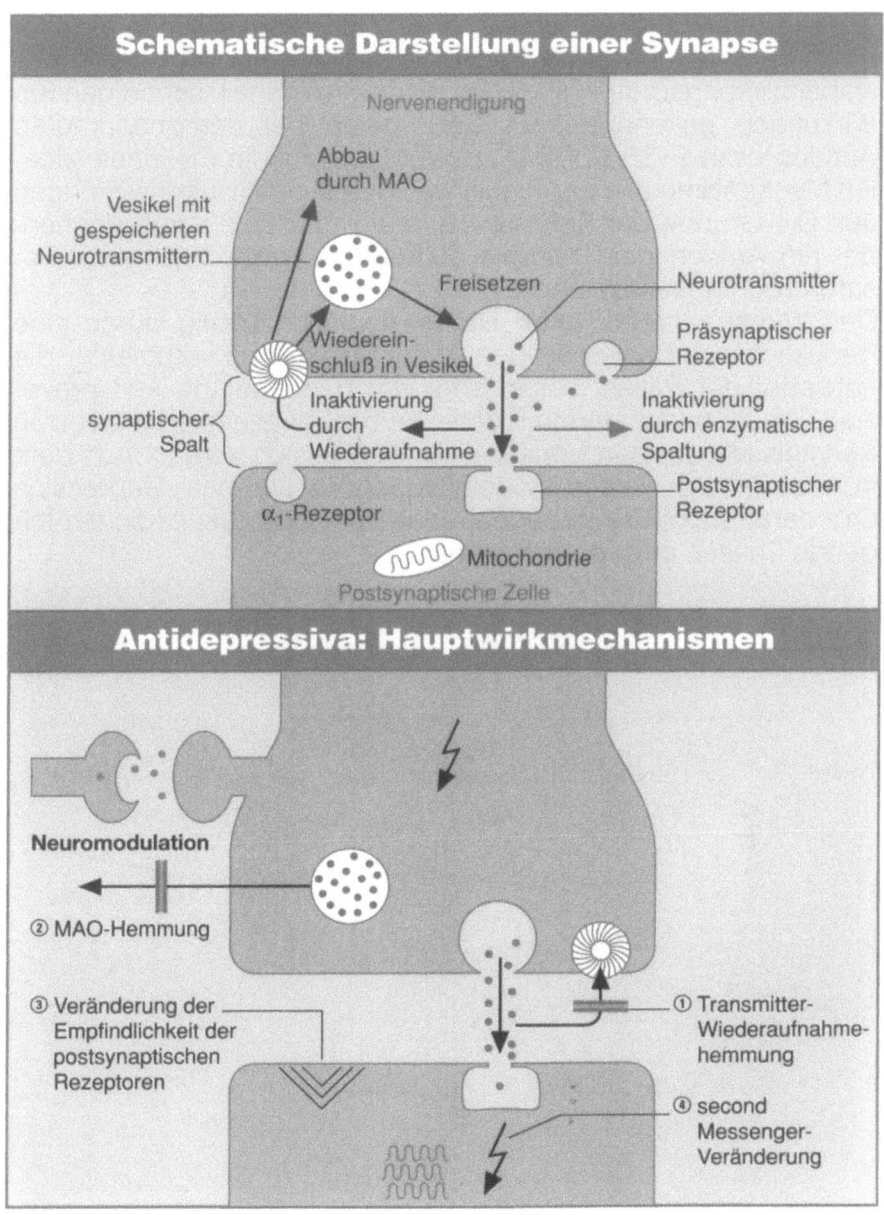

Abb. 6: Schematische Darstellung einer Synapse sowie vier Hauptwirkmechanismen von Antidepressiva

Depressive Störung

Während die älteren trizyklischen und tetrazyklischen Antidepressiva und auch die MAO-Hemmer durch ein sehr deutliches Nebenwirkungsprofil mit zum Teil gesundheitsschädigenden Wirkungen gekennzeichnet sind, treten bei den moderneren Antidepressiva (SSRI, RIMA, bzw. Medikamente mit einem dualen Mechanismus) in der Praxis wenig relevante Nebenwirkungen auf. Die Gruppe der SSRI ist z.B. lediglich durch vorübergehende, am Anfang der Therapie auftretende, gastrointestinale Beschwerden gekennzeichnet.

Das Wiederauftreten einer Depression wird häufig durch eine Reduktion der Dosierung des Antidepressivums verursacht, die entweder der Patient selbst oder der behandelnde Arzt provoziert. Die zu beachtenden Richtlinien zur Langzeittherapie setzen Kenntnisse über den Verlauf einer Depression voraus. Aus dem in Abb. 7 dargestellten Modell für den Verlauf einer Depression und deren mögliche therapeutische Beeinflußbarkeit können folgende Phasen abgegrenzt werden:

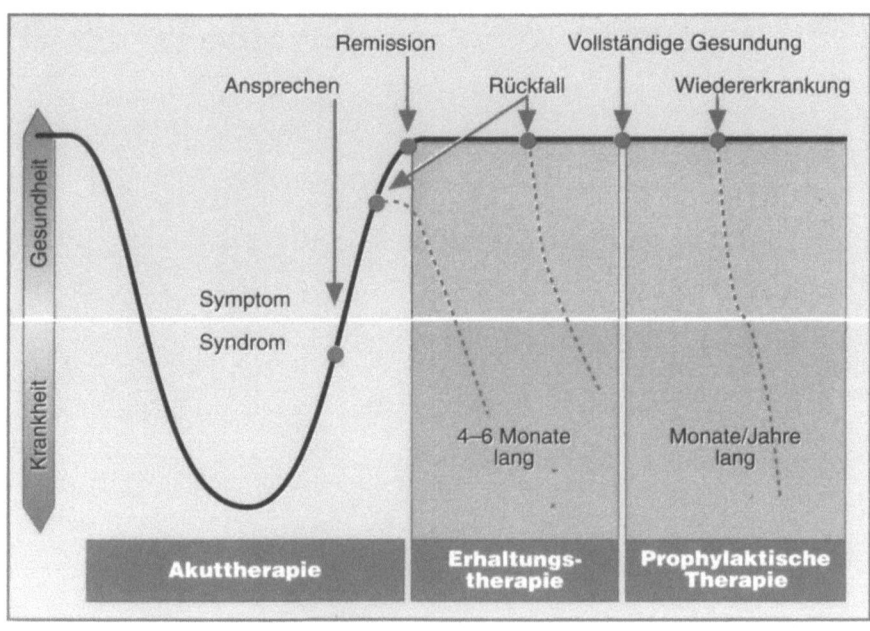

Abb. 7: *Stadien im Verlauf einer Depression*

Die *Akuttherapie* erstreckt sich bis zur Remission (meist 4–6 Wochen). Danach sollte sich für alle Patienten eine *Erhaltungstherapie* über einen Zeitraum von 4–6 Monaten anschließen, um einen Rückfall zu verhindern. Die im Anschluß an die Erhaltungstherapie durchzuführende *prophylaktische Langzeittherapie* sollte, wenn die Voraussetzungen dafür vorliegen, über einen Zeitraum von Monaten bzw. Jahren fortgeführt werden.
Bei der Frage der Wahl einer medikamentösen Langzeitbehandlung ist die Unterscheidung zwischen unipolarem bzw. bipolarem Krankheitsverlauf von besonderer Wichtigkeit. Bei Patienten mit einer unipolaren Depression sollte die gleiche Medikation und Dosierung gewählt werden, mit der die Remission der akuten Symptomatologie erreicht wurde. Bei einem bipolaren Verlauf, d.h., wenn im Laufe der Erkrankung auch manische Phasen bzw. hypomane Phasen auftreten, sollte zusätzlich zu dem Antidepressivum, mit dem die Remission erzielt wurde, Lithium, Carbamazepin oder Valproinsäure eingesetzt werden. Gegebenenfalls kann das Antidepressivum nach mehreren Monaten reduziert werden und lediglich das Phasenprophylaktikum zum Einsatz kommen.

2.6.2 Psychotherapie

Als psychotherapeutische Verfahren werden tiefenpsychologisch orientierte Psychotherapien sowie im weitesten Sinne als Verhaltenstherapie zu verstehende Verfahren eingesetzt. Kontrollierte Studien haben gezeigt, daß in der akuten Phase einer Depression eine Psychotherapie als alleinige Anwendung der medikamentösen Therapie unterlegen ist. Dieses gilt auch für die Langzeittherapie. Es soll jedoch nicht unerwähnt bleiben, daß Studien existieren, die eine Gleichwertigkeit zwischen psychotherapeutischen und medikamentösen Verfahren vermuten lassen. Bei genauerer Analyse der Daten muß jedoch festgestellt werden, daß es sich dabei vorwiegend um leichtere Depressionen handelt. Unter den psychotherapeutischen Verfahren haben insbesondere die kognitive Verhaltenstherapie und die interpersonale Therapie in Kombination mit medikamentöser Behandlung eine praktische Bedeutung erlangt.

Depressive Störung

Bei der *interpersonalen Psychotherapie* der Depression, die von der Arbeitsgruppe um KLERMAN et al. (1984) entwickelt wurde, werden Depressionen als Folge früherer und aktueller Interaktionsstörungen mit engeren Bezugspersonen und einer daraus resultierenden Unselbständigkeit und sozialen Einengung interpretiert. Ziel der interpersonalen Therapie ist es, dem Patienten die Depression und ihre Behandlung verständlich zu machen, ihm über unmittelbare Trauerreaktionen und Verlusterlebnisse hinwegzuhelfen, depressive Kognitionen und Kommunikationsstile wahrzunehmen und Strategien zu entwickeln, um zufriedenstellende soziale Beziehungen und positive Sichtweisen der eigenen Person zu ermöglichen. Bei der *kognitiven Verhaltenstherapie* nach BECK et al. (1979) ist das Ziel der Behandlung eine Veränderung der depressionsfördernden Kognitionen, eine Veränderung der Aktivitäten und der Aufbau bzw. die Verbesserung der sozialen Kompetenz.

2.7 Patientenbeispiele

Patientin A; depressive Episode (ICD-10: F32.1):
Eine 48jährige Patientin, die gemeinsam mit ihrem Ehemann ein Gasthaus betreibt, kommt zur Behandlung, da sie seit etwa sechs Wochen ihrer gewohnten Arbeit nicht mehr nachgehen kann. Gleich zu Beginn des Gespräches erhebt die Patientin zahlreiche Selbstbeschuldigungen, wie faul und unfähig sie sei. Sie bezeichnet sich selbst als „Trottel" und gibt an, daß das Leben in dieser Form keinen Sinn mehr habe. Selbst den einfachsten Tätigkeiten im Haushalt und im Gasthaus könne sie nicht mehr nachgehen. Sie würde zwar die Anforderungen wie früher wahrnehmen, die Umsetzung in die Realität sei ihr jedoch nicht möglich. Mit diesem Verhalten würde sie auch ihren Ehemann „ganz verrückt" machen, da sie wie ein kleines Kind hinter ihm herlaufen würde und immer wieder die unterschiedlichsten Sachen fragen müsse, z.B. das Aufstellen der Getränkeliste etc., Verrichtungen, die sie früher selbstverständlich und rasch erledigte. Die Patientin schildert weiter, daß der Schlaf sehr gestört sei, daß sie zwar gegen 23 Uhr einschlafen, nachts jedoch mehrfach aufwachen würde und daß insbesondere um 4 Uhr morgens die Nacht für sie vorbei sei. Sie würde dann im Bett liegen und grübeln. Dabei ständen negative,

unerfreuliche Denkinhalte, insbesondere Zukunftsängste, ihre eigene Unfähigkeit betreffend, im Vordergrund.
Im wichtigsten Teil des Erstgespräches mußte der Patientin verdeutlicht werden, daß sie an einer Erkrankung leidet und keine charakterlichen Fehler vorliegen. Weiterhin wurde die Patientin informiert, daß diese Erkrankung den Ärzten gut bekannt ist und daß verschiedene Möglichkeiten einer Behandlung bestehen. In diesem Fall wurde auf die Notwendigkeit einer medikamentösen Behandlung hingewiesen. Unter der Therapie mit einem selektiven Serotonin-Wiederaufnahmehemmer, in diesem Falle Paroxetin, in der Dosierung von anfänglich 20 mg und nach drei Wochen 40 mg, kam es zu einer stabilen Remission der depressiven Verstimmung. Anfänglich wurde zur Behebung der agitierten Symptomatik zusätzlich Alprazolam in der Dosierung bis 3 x 0,5 mg/die gegeben. Die nächtliche Medikation von 100 mg Trazodon diente der Schlafregulierung.

Patient B; bipolare affektive Störung (ICD-10: F31.3):
Ein 34jähriger Patient kommt wegen einer schweren depressiven Verstimmung zur Behandlung und berichtet, daß er sich seit 14 Tagen über nichts mehr freuen könne, depressive, lustlose und lebensmüde Gedanken habe und sich zu nichts aufraffen könne. Er ist von Beruf Tennislehrer und kann diesen Beruf zur Zeit nicht ausüben, da es ihm unmöglich ist, mit seinen Schülern zu kommunizieren. Häufig denke er darüber nach, daß das Leben in dieser Form nicht lebenswert wäre und daß es sowohl für ihn als auch für die Angehörigen besser wäre, wenn er nicht mehr am Leben sei.
Bei näherer Exploration wird festgestellt, daß der Patient bis vor 14 Tagen in einem konträren Zustand gewesen war, mit überschießendem Lebensmut, gesteigerter Antriebslage sowie vielseitig extrovertiertem Verhalten. Ein genaueres Nachfragen zu seinen Aktivitäten in dieser Zeit ergibt, daß er große Schwierigkeiten auf seinem Arbeitsplatz bekommen habe, da er z.B. nach den Tennisstunden Parties um den Tennisplatz herum organisiert und dabei das Budget des Tennisclubs weit überschritten habe und auch persönlichen finanziellen Schaden erlitten hätte. Auch seiner Frau sei er in dieser Zeit mit verschiedenen anderen Partnerinnen untreu gewesen und würde dies nun zutiefst bereuen. Er hätte Angst, daß seine Frau ihn wegen dieses Verhaltens verlassen würde. Während dieser manischen Zeit hatte der Patient ein Antidepressivum einge-

Depressive Störung

nommen, das ihm der Arzt wegen einer depressiven Verstimmung vor zwei Monaten verschrieben und ihm geraten hatte, dieses für mindestens ein halbes Jahr zu nehmen. Ein Phasenprophylaktikum wie Lithium oder Carbamazepin hatte er nicht erhalten.
In der Vorgeschichte zeigen sich bei dem Patienten hypomane Phasen mit vermehrter Umtriebigkeit, Schlaflosigkeit und einem erhöhten, für ihn ungewohnten und die Umwelt belastenden Energieniveau. Therapeutisch erfolgt eine gleichzeitige Einstellung auf ein Antidepressivum sowie auf Lithium, wobei für die Lithiummedikation ein Spiegel zwischen 0,6 und 0,7 mval/Liter angestrebt wurde. Unter dieser Kombinationstherapie kam es nach etwa 4–6 Wochen zu einer Remission der depressiven Symptomatik, und der Patient wurde nach vier Monaten von dem Antidepressivum langsam reduziert, unter Beibehaltung der Lithiummedikation in gleicher Dosierung.

3. Angst – Panikstörung

3.1 Begriffsbestimmung

Die Gruppe der phobischen Störungen sowie die in der ICD-10 unter F41 zusammengefaßten anderen Angststörungen (Tab. 7) werden als Angststörungen bzw. als Angsterkrankungen bezeichnet. Diese Erkrankungen zählen zu den häufigsten psychiatrischen Störungen. Die Ausprägung und der Verlauf der Angststörungen umfassen ein breites Spektrum bis hin zur Chronifizierung und Invalidisierung. Nicht selten treten sie komplizierend zu anderen – körperlichen oder psychischen – Erkrankungen (bei psychischen

Tab. 7: Diagnostische Klassifikation der Angststörungen und Zwangsstörung nach ICD-10

F40	**Phobische Störung**	
	F40.0	Agoraphobie
	.00	ohne Panikstörung
	.01	mit Panikstörung
	F40.1	Soziale Phobie
	F40.2	spezifische (isolierte) Phobien
F41	**Andere Angststörung**	
	F41.0	Panikstörung
	F41.1	Generalisierte Angststörung
	F41.2	Angst und depressive Stimmung, gemischt
F42	**Zwangsstörung**	
	F42.0	vorwiegend Zwangsgedanken oder Grübelzwang
	F42.1	vorwiegend Zwangshandlungen (Zwangsrituale)
	F42.2	Zwangsgedanken und -handlungen, gemischt

Erkrankungen als Nebendiagnose) auf. Dabei kann die Behandlung dieser Erkrankung sehr erschwert werden, da die Compliance der therapeutischen Maßnahmen durch das übersteigert angstvolle Erleben der Krankheitssymptomatik nachhaltig eingeschränkt ist.

Ein breiter Konsens darüber, daß Angststörungen als Erkrankung sui generis und nicht nur als Begleitsymptome anderer psychiatrischer Krankheitsbilder anzusehen sind, wurde erst zu Beginn der 80er Jahre erreicht. Dieser Wandel in der diagnostischen Einschätzung beruhte auf umfassenden klinisch-diagnostischen, biologischen und epidemiologischen Forschungen, die auch deutliche Fortschritte in der Therapie der Angsterkrankungen brachten.

Angst ist genauso wie z.B. Wut, Zorn und Freude ein an sich normales Gefühl, das bei jedem Menschen auftritt und auch bei Tieren beobachtet werden kann. Sie tritt meist in Situationen auf, die als bedrohlich, ungewiß und unkontrollierbar eingeschätzt werden. Als die Menschen noch in freier Natur lebten, war Angst lebensnot-

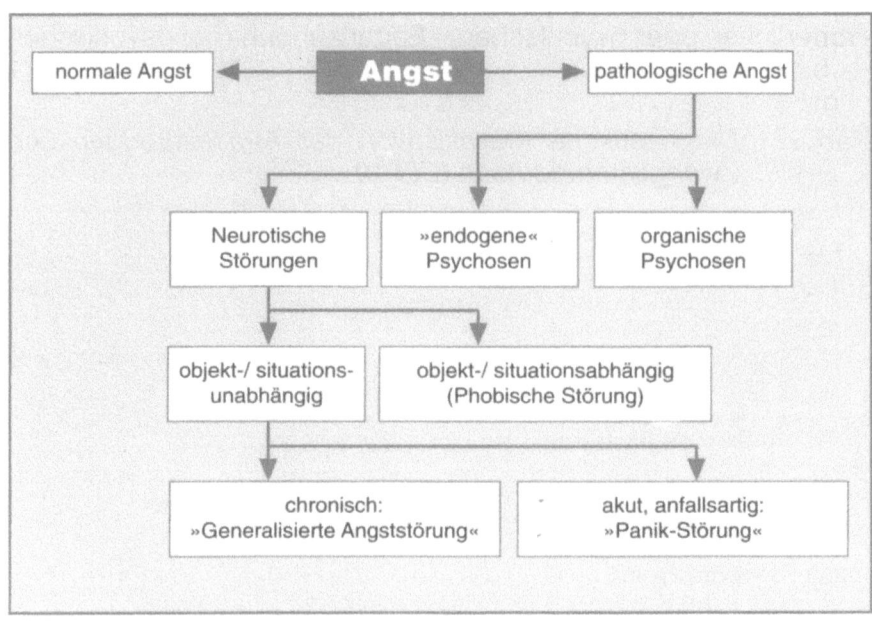

Abb. 8: Verschiedene Angststörungen (nach KLEIN und HIPPIUS, 1983)

wendig als Vorbereitung auf Flucht und Kampf; sie spielt jedoch hinsichtlich dieser Parameter heutzutage eine eher untergeordnete Rolle. Die Angst stellt daher ein natürliches und biologisch festgelegtes Gefühl dar, das in bestimmten Phasen unserer Entwicklung sogar fast regelhaft auftritt: z.B. die Angst vor Fremden (sogenanntes Fremdeln) bei Kleinkindern. In Abgrenzung zu dieser Form der natürlichen Angst kann jedoch eine krankhafte Angst beschrieben werden, die z.B. bei Psychosen, bei körperlich begründbaren psychischen Störungen und vor allem als spezifische Störung im Rahmen der sogenannten Angsterkrankungen auftritt (Abb. 8).

3.2 Symptomatologie

Hauptmerkmale der Angststörungen und insbesondere der Panikstörung sind sowohl psychische als auch körperliche Manifestationen von Angstsymptomen sowie ein Vermeidungsverhalten (Tab. 8). Während bei der Panikstörung und bei der Generalisierten Angststörung üblicherweise die Angst das dominierende Symptom ist, herrscht bei den Phobien das Vermeidungsverhalten vor, da bei phobischen Störungen die Angst bei der Konfrontation mit angstauslösenden Objekten bzw. Situationen auftritt.
Leitmerkmal der Panikstörung sind Panikattacken (Angstanfälle). Dabei handelt es sich um einzelne Episoden (Dauer meist zwischen 1 und 60 Minuten) von intensiver Angst oder Unbehagen, die selten vollständig, aber immer mit einem Teil der in Tab. 8 beschriebenen psychischen und körperlichen Symptomen einhergehen. Die Panikattacken treten unerwartet und schnell anflutend auf, d.h., sie steigern sich in ihrer Intensität innerhalb von 10 Minuten, nachdem das erste Symptom bemerkt wurde (Abb. 9). Diese Panikattacken werden nicht durch Situationen ausgelöst, in denen eine objektive Gefahr besteht, und sind auch nicht auf bekannte oder vorhersagbare Situationen begrenzt. Bei Beschränkung auf vorhersagbare Situationen müßte eine Soziale Phobie diagnostiziert werden.

Tab. 8: Psychische und körperliche Symptome bei Angststörungen

Psychische Symptome

Angstsymptome
- Überwältigende Furcht, Schrecken, Angst
- Angst zu sterben
- Angst, die Kontrolle zu verlieren
- Angst, verrückt zu werden

Depersonalisation
- Gefühl, vom Körper losgelöst zu sein oder weg vom Körper zu schweben

Derealisation
- Alles erscheint unwirklich, verändert, wie im Traum oder wie ein Alptraum

Körperliche Symptome

Kardiovaskulär
- Schmerzen und Druck auf der Brust Herz: klopfend, stolpernd, rasend
- Mißbehagen, Palpitation, beklemmender, beschleunigter Herzschlag

Neurologisch
- Zittern oder Beben
- Benommenheit, Schwindel
- Gefühl der Unsicherheit, Ohnmachtsgefühl
- Taubheit, Kribbelgefühle
- „weiche Knie"

Gastrointestinal
- Schluckbeschwerden
- Epigastrische Beschwerden
- Übelkeit
- Durchfall

Respiratorisch
- Beklemmungsgefühl
- Kurzatmigkeit, Erstickungsgefühl

Andere Symptome
- Schweißausbrüche, Hitzewallungen oder Kälteschauer

Diagnostik

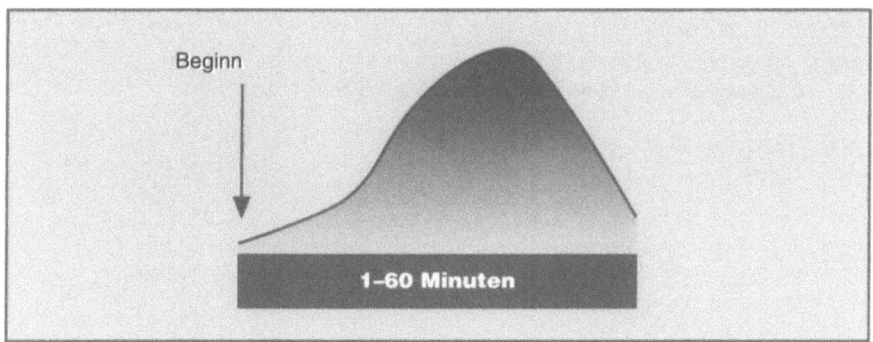

Abb. 9: Charakteristische rasche Anflutung der Symptomatik einer Panikattacke und Rückbildung innerhalb von 60 Minuten

3.3 Diagnostik

Um die Diagnose einer Panikstörung nach ICD-10 stellen zu können, müssen innerhalb eines Monats mehrere schwere Panikattacken (Angstanfälle) mit psychischen und körperlichen (vegetativen) Symptomen aufgetreten sein (Tab. 9). Das Auftreten einer einzigen oder weniger Panikattacken ohne die Erfüllung des Zeitkriteriums rechtfertigen nach ICD-10 nicht die Diagnose einer Panikstörung.
Die Panikstörung geht meist mit, selten ohne Agoraphobie (eine Agoraphobie **ohne** Panikstörung ist sehr selten) einher. Bei der Verlaufsform Agoraphobie plus Panikstörung besteht eine schlechtere Prognose als bei einem isolierten Vorliegen einer Panikstörung oder einer Agoraphobie.
Von den verschiedenen Angsterkrankungen ist der Langzeitverlauf der Panikstörung am besten untersucht. Panikstörungen und Agoraphobien haben einen „chronischen", d.h. oft jahrzehntelangen, Verlauf. Bei etwa einem Drittel der Fälle treten erhebliche psychopathologische Komplikationen auf. Dazu gehört die Entwicklung einer depressiven Episode sowie eine Mißbrauchsproblematik von Alkohol und Medikamenten. Eine schwere und dauerhafte psychosoziale Einschränkung mit Zeichen sozialer Isolation und einer Minderung der Arbeitsfähigkeit findet sich jedoch nur bei etwa 10 % der Patienten mit Panikstörung, wobei meist

Angst – Panikstörung

Tab. 9: Diagnostische Leitlinien der Panikstörung nach ICD-10

Folgende Bedingungen müssen erfüllt sein:

1) **Symptomatik**
   Auftreten von mehreren schweren Panikattacken (Angstanfällen) mit körperlichen (vegetativen) und psychischen Symptomen (siehe Tab. 8)

2) **Dauer der Symptomatik**
   Die Panikattacken müssen innerhalb eines Zeitraumes von einem Monat aufgetreten sein.

3) **Merkmale der Panikattacken**
   a) Die Panikattacken treten in Situationen auf, in denen keine objektive Gefahr besteht.
   b) Die Panikattacken sind nicht auf bekannte oder vorhersagbare Situationen begrenzt.
   c) Zwischen den Panikattacken müssen weitgehend angstfreie Zeiträume liegen (Erwartungsangst ist jedoch häufig).

4) **Spezifische Ausschlußdiagnosen**
   Fehlen einer Phobie (insbesondere der Agoraphobie). Bei Vorliegen einer Agoraphobie hat diese die höhere diagnostische Priorität. Bei Vorliegen einer depressiven Störung sollte eine Panikstörung nicht als Hauptdiagnose erscheinen.

eine gleichzeitige Komorbidität mit einer depressiven Störung vorliegt. Spontanremissionen sind sehr selten. Patienten mit einer Panikstörung suchen vermehrt die Notfallbehandlung auf. Weiterhin ist eine deutliche Assoziation zwischen Panikstörungen und Suizidrisiko gegeben. Patienten mit einer Panikstörung haben gegenüber Gesunden ein siebenfach höheres Suizidrisiko.

Der Spontanverlauf einer Panikstörung (ohne Behandlung) gestaltet sich wie folgt: Stadium 1: Attacken mit unvollständiger Symptomatik, Stadium 2: Panikattacken, Stadium 3: hypochondrische Klagen, Stadium 4: begrenztes phobisches Vermeidungsverhalten, Stadium 5: generalisiertes phobisches Vermeidungsverhalten, Stadium 6: sekundäre Depression.

Für die Diagnose einer Panikstörung ist von besonderer Bedeutung, daß Patienten mit dieser Erkrankung eine hohe Komorbidität

mit Alkohol- und/oder Medikamentenmißbrauch bzw. einer Depression aufweisen. Darüber hinaus kann man davon ausgehen, daß der Alkohol- und Medikamentenmißbrauch von diesen Patienten wahrscheinlich im Sinne einer Selbstmedikation zur Behandlung der Panikstörung eingesetzt wird, da der Alkoholmißbrauch meist erst nach Entwicklung der Panikstörung auftritt.
Der Begriff Agoraphobie wird zur Zeit in einer weiter gefaßten Bedeutung verwendet, als ursprünglich in die psychiatrische Terminologie eingeführt. Er bezieht sich jetzt nicht mehr nur auf Ängste vor offenen Plätzen, sondern beschreibt eine Angst vor Situationen, die einen Rückzug an einen sicheren Platz – im allgemeinen die eigene Wohnung – schwierig machen. Bei der Agoraphobie erleben die Patienten daher bestimmte Situationen bzw. Orte als aversiv. Dies schließt natürlich auch enge Räume ein, ein Phänomen, das früher als Klaustrophobie bezeichnet wurde. Ist ein Ausweg aus dieser Situation (Flucht) nicht möglich, so entstehen starke Angstgefühle. Nach DSM-IV beruht der sich daran anschließende Fluchtimpuls jeweils auf der Befürchtung, eine Panikattacke zu erleiden, während dieser Zusammenhang in der ICD-10 nicht gefordert wird.
Patienten mit einer Agoraphobie schränken ihren Aktionsradius meist deutlich ein, benötigen häufig eine Begleitperson und können z.B. die Wohnung ohne Begleitung nicht verlassen, nicht verreisen bzw. keine Brücke überqueren oder einen Aufzug benutzen.

3.4 Differentialdiagnostik

Die Differentialdiagnose von Angsterkrankungen wird zum einen gegenüber psychiatrischen und zum anderen gegenüber internistisch/neurologischen Erkrankungen erhoben. Die in Tab. 10 näher beschriebenen körperlichen/toxischen Ursachen können mit einem Angstsyndrom einhergehen und müssen daher vor der Diagnosestellung einer Angststörung entweder anamnestisch durch die körperliche Untersuchung oder laborchemisch ausgeschlossen werden.
Die Differentialdiagnose (DD) gegenüber internistischen Erkrankungen ergibt sich vor allem gegenüber: Angina pectoris, Myokardinfarkt, Hyperventilations-Syndrom, Hypoglykämie, Hyperthyreose, Karzinoid-Syndrom. Verkürzt dargestellt weist bei Angina

Tab. 10: Körperliche/toxische Ursachen von Angstsyndromen (nach ROSENBAUM 1979)

Kardiovaskulär:
Angina pectoris, Arythmien, Herzversagen, Hypertonie, Hypovolämie, Myokardinfarkt, Synkope (vielfache Ursachen), Herzklappenfehler, Kollaps (Schock)

Diätetisch:
Koffeinüberdosierung, Natriumglutamat („China-Restaurant-Syndrom"), Kombination von Monoaminoxidase-Hemmer (MAO-Hemmer) und tyraminhaltigen Speisen, Vitaminmangelkrankheiten

Medikamentös:
Akathisie, Überdosierung von Anticholinergika, Überdosierung von Digitalis-Präparaten, Halluzinogene, Hypotensiva, Stimulanzien (Amphetamine, Kokain und verwandte Medikamente), Entzugssyndrome (Alkohol, Sedativa, Hypnotika)

Hämatologisch:
Anämien

Immunologisch:
Anaphylaxie, systemischer Lupus erythemathodes

Metabolisch:
Überfunktion der Nebennieren (Cushing-Syndrom), Hyperkalzämie, Hyperkaliämie, Hyperthermie, Hyperthyreose, Hypokalzämie, Hypoglykämie, Hyponatriämie, Hypothyreose, klimakterische Symptome, Porphyrie (akute, intermittierende), Thyreotoxikose

Neurologisch:
Enzephalopathie (infektiös, metabolisch und toxisch), essentieller Tremor, Temporallappenepilepsie, intrakranielle Massenblutung, Schwindel, Syndrom nach Commotio

Respiratorisch:
Asthma, chronische obstruktive Lungenerkrankung, Pneumonie, Pneumothorax, Lungenödem, Lungenembolie

Sezernierende Tumore:
Karzinoid, Insulinom, Phäochromozytom

pectoris eine ST-Streckensenkung im EKG auf das Vorliegen dieser Erkrankung hin. Beim Myokardinfarkt geben neben dem EKG Enzymveränderungen Aufschluß. Die Angstsymptomatik beim Myokardinfarkt und bei Angina Pectoris ist meist an einen eng umschriebenen heftigen Schmerz im Brustraum (Vernichtungsschmerz) gekoppelt, wobei der Patient mit dieser Erkrankung im Gegensatz zum Patienten mit einer Angststörung motorisch ruhig ist. Beim Hyperventilations-Syndrom gibt die Vorgeschichte Aufschluß, außerdem die Besserung der Symptomatik beim Atmen in eine Papiertüte. Einer Hypoglykämie (Nüchternblutzucker meist unter 50 mg%) geht meistens die Vorgeschichte eines Diabetes mellitus mit Polyurie, -dipsie und -phagie voraus. Bei der Hyperthyreose besteht ein erhöhtes Trijodthyronin (T_3) und Thyroxin (T_4). Beim Karzinoid-Syndrom besteht gleichzeitig zur Angstsymptomatik ein Bluthochdruck, und im Urin können erhöhte Werte des Serotonin-Abbauproduktes 5-Hydroxyindolessigsäure (5-HIAA) gemessen werden.

Die psychiatrische Differentialdiagnose der Panikstörung ist ausgerichtet auf die Angsterkrankungen selbst und auf die anderen psychiatrischen Erkrankungen. Das Auftreten einer einzelnen Panikattacke rechtfertigt noch nicht die Diagnose einer Panikstörung, dafür müssen die in der Tab. 9 aufgeführten Kriterien erfüllt sein. Tritt eine Panikattacke nur jeweils in einer eindeutig phobischen Situation (meist Agoraphobie) auf, so wird sie nach ICD-10 als Ausdruck einer Phobie gewertet, der dann die diagnostische Priorität eingeräumt wird. Eine Panikstörung als Hauptdiagnose sollte nur dann diagnostiziert werden, wenn die unter F40 (ICD-10-Klassifizierung) genannten Phobien fehlen. Andernfalls lautet die Diagnose z.B. Agoraphobie mit Panikstörung.

Da Panikattacken, insbesondere bei Männern, auch im Zusammenhang mit depressiven Störungen auftreten können, sollte bei dem Vorliegen einer depressiven Störung nach ICD-10 eine Panikstörung nicht als Hauptdiagnose erscheinen. Die Diagnose einer Agoraphobie kann nach ICD-10 gestellt werden, wenn auch andere Symptome wie z.B. Depression, Depersonalisation, Zwangssymptome und Soziale Phobie auftreten, vorausgesetzt, daß diese Symptome nicht das klinische Bild beherrschen.

Bei der Diagnose einer Sozialen Phobie ist die Abgrenzung gegenüber einer Agoraphobie manchmal schwierig, da in schweren Fällen der Betroffene z.B. nicht mehr aus dem Haus geht. Im

Zweifelsfall sollte nach ICD-10 der Agoraphobie die diagnostische Priorität eingeräumt werden.

Bei den spezifischen (isolierten) Phobien fehlen im Unterschied zur Agoraphobie und zur Sozialen Phobie meist andere psychiatrische Symptome, die eine eindeutige Diagnosestellung erschweren. Besteht eine Furcht vor speziellen Erkrankungen, wie z.B. Herzkrankheit, Krebs oder Geschlechtskrankheit, so soll dies nach ICD-10 unter einer hypochondrischen Störung (F45.2) eingeordnet werden. Bezieht sich die Furcht auf eine spezifische Situation, in der diese Erkrankung erworben werden könnte, und erreicht eine wahnhafte Intensität, sollte eine wahnhafte Störung (F22.0) diagnostiziert werden.

3.5 Epidemiologie

Neuere Untersuchungen zeigen, daß Angststörungen mit 13,6 % die häufigsten psychiatrischen Diagnosen in der Gesamtbevölkerung darstellen. Während die spezifische Phobie am häufigsten in der Gesamtbevölkerung vorkommt (8,6 %), führt die Panikstörung (3,6 %) bzw. Agoraphobie (5,4 %) am häufigsten zur Behandlung. Zwischen 15 und 20 % der bei Allgemeinärzten vorstellig werdenden Patienten leiden an psychischen Störungen. Von diesen Patienten kann bei mindestens einem Drittel eine Angststörung diagnostiziert werden.

Die vorliegenden Daten zu den Angststörungen zeigen, daß Frauen doppelt so häufig unter Angststörungen leiden wie Männer, eine Alkoholabhängigkeit als Komorbidität von Angststörungen bei Männern fünfmal so häufig vorkommt wie bei Frauen, bei der Prävalenz der Angststörungen offenbar keine Unterschiede hinsichtlich Rasse, Einkommen, Bildung oder ländlichem versus städtischem Lebensraum besteht, die Inzidenz der meisten Angsterkrankungen sich nach dem 45. Lebensjahr deutlich verringert, spezifische (isolierte) Phobien sehr häufig auftreten, in der Mehrzahl isoliert sind und kein signifikantes subjektives Unbehagen oder eine Behinderung verursachen, und Agoraphobien mit oder ohne Panikstörung häufig zu den stärksten Behinderungen (z.B. Berentung) führen.

3.6 Therapie

Es stehen sowohl pharmakologische als auch nichtpharmakologische Methoden für die Behandlung der Angststörungen zur Verfügung. Bei der Panikstörung und bei der häufigen Kombination Agoraphobie plus Panikstörung können mit beiden Therapieansätzen gute Erfolge erzielt werden. Im Gegensatz zur Panikstörung liegen nur wenige kontrollierte Untersuchungen zur Therapie der Generalisierten Angststörung vor. Für die Therapie einer Spezifischen Phobie und der Sozialen Phobie haben sich vor allem nichtpharmakologische Behandlungsmethoden bewährt.

3.6.1 Pharmakotherapie

Eine richtig verordnete Medikation kann in vielen Fällen die Angstsymptomatik lindern und damit eine Psychotherapie oder eine andere nichtpharmakologische Behandlung erleichtern. Eine medikamentöse Behandlung sollte deshalb auch im Rahmen einer umfassenden biopsychosozialen Behandlung als eine mögliche Komponente angesehen werden. Der biopsychosoziale Behandlungsansatz beinhaltet weiterhin eine unterstützende Beratung hinsichtlich der Umstellung der Lebensweise, Psychotherapie und andere entsprechende Maßnahmen. Die günstigsten Erfolge einer pharmakologischen Behandlung wurden für die Indikation Panikstörung bzw. Agoraphobie mit Panikstörung erzielt. Weniger eindeutig sind die Ergebnisse bei der Indikation Generalisierte Angststörung, bei der sich allein trizyklische Antidepressiva bzw. das Non-Benzodiazepin-Anxiolytikum Buspiron zu bewähren scheinen.
Wie aus Tab. 11 ersichtlich ist, werden bei der Behandlung von Angststörungen verschiedene Klassen von Medikamenten eingesetzt. Während vor 20 Jahren für die Akutbehandlung von Angstzuständen vorwiegend Barbiturate oder andere Sedativa bzw. Hypnotika angewandt wurden, finden zur Zeit hauptsächlich Benzodiazepine bzw. Antidepressiva Verwendung. Da Patienten mit Angststörungen sehr sensibel auf etwaig auftretende Nebenwirkungen reagieren, sollte am Anfang einer Therapie langsam einschleichend dosiert werden.

Angst – Panikstörung

Tab. 11: Medikamentöse Behandlung bei Panikstörung

Substanz	Dosierung Anfang der Therapie (mg)	Tagesdosierung nach Einstellung[1] (mg)
Benzodiazepine		
Alprazolam	0.25 - 0.5	0.75 - 10
Trizyklische Antidepressiva		
Clomipramin[2]	25 - 50	75 - 300
Imipramin	25 - 50	75 - 300
Selektive Serotonin-Wiederaufnahmehemmer		
Citalopram	10	20 - 40
Fluoxetin	10	20
Fluvoxamin	25 - 50	100 - 150
Paroxetin	10	40 - 60
Sertralin	25	100 - 150

[1] Bei einigen Patienten kann auch eine höhere Dosierung notwendig sein.
[2] Clomipramin ist auch ein potenter Serotonin- Wiederaufnahmehemmer

Pharmakologische Therapie der Panikstörung

Für die Indikation Panikstörung wurde das Benzodiazepin Alprazolam am besten untersucht. Unter der Dosierung von 2–6 mg und in wenigen Fällen auch bis 10 mg bessert sich die Symptomatik häufig innerhalb von wenigen Tagen. Als therapeutischer Wirkmechamismus wird dabei die Bildung des GABA-Benzodiazepin-Rezeptorkomplexes mit einer Verstärkung der inhibitorischen Neurotransmission angenommen. Dadurch wird jedoch die körpereigene Produktion der GABA gedrosselt. Die Kenntnis dieses psychophysiologischen Vorganges ist wichtig, da das Absetzen des Benzodiazepins nur in langsamen Schritten (über mehrere

Wochen) erfolgen sollte, um schwerwiegende Absetzerscheinungen zu vermeiden, die sonst meistens zu einer Fortsetzung der Benzodiazepin-Medikation führen. Neben Alprazolam liegen auch Untersuchungen zu anderen Benzodiazepinen wie Diazepam, Oxazepam bzw. Lorazepam vor, die jeweils eine günstige Wirkung bei Angststörungen erkennen lassen. Da Alprazolam jedoch keine sedierende bzw. muskelrelaxierende Wirkung hat, ist es anderen Medikamenten wegen der geringeren Nebenwirkungen und der sich daraus ergebenden besseren Compliance vorzuziehen.

Von den Antidepressiva wurden vorwiegend Trizyklika (meist: Imipramin), MAO-Hemmer und in letzter Zeit auch Serotonin-Wiederaufnahmehemmer untersucht. Das Trizyklikum Imipramin hat eine gute therapeutische Wirkung bei Panikstörungen, weist jedoch im Vergleich zu Benzodiazepinen aufgrund der sedativen und anticholinergen Wirkkomponente eine deutlich höhere Nebenwirkungsrate und einen späteren Wirkungseintritt (nach 3–4 Wochen; Benzodiazepine bereits in der ersten Woche) auf. In jüngster Zeit wurden auch Untersuchungen zur therapeutischen Wirksamkeit der selektiven Serotonin-Wiederaufnahmehemmer Fluvoxamin, Paroxetin und Fluoxetin bei Angststörungen vorgelegt. Es konnte z.B. gezeigt werden, daß Fluvoxamin im Vergleich zu dem Noradrenalin-Wiederaufnahmehemmer Maprotilin ein günstigeres Ansprechen bei Panikstörungen entfaltet, was als Hinweis auf die Bedeutung des serotonergen Systems bei der Ätiopathogenese der Panikstörung gelten muß.

Von den Monoaminoxidase(MAO)-Hemmern wurden für die Indikation einer Angststörungen bis jetzt vorwiegend die irreversiblen MAO-Hemmer und dabei insbesondere Phenelzin systematisch untersucht. Mit dieser Medikation konnte auch bei schweren chronischen Fällen einer Angsterkrankung noch ein positiver Effekt erzielt werden. Allerdings ist die Gruppe der irreversiblen MAO-Hemmer mit dem Nachteil behaftet, daß strenge Diätvorschriften eingehalten werden müssen, da ansonsten bei einer tyraminreichen Kost hypertensive Krisen auftreten können. Erste Ergebnisse mit reversiblen spezifischen MAO-A-Hemmern (RIMA, Typ Moclobemid bzw. Brofaromin) lassen vermuten, daß bei der Indikation Panikstörung der Effekt der irreversiblen MAO-Hemmer auch durch die RIMA erreicht werden kann.

Sowohl bei Benzodiazepinen als auch bei Antidepressiva sollte in der Anfangsphase jeweils langsam ansteigend dosiert werden. Dies gilt insbesondere für Antidepressiva, da Patienten mit einer Angststörung sehr sensibel auf Nebenwirkungen reagieren. Bei Imipramin sollte z.B. mit 25–50 mg/die begonnen werden, dann wird alle 2–5 Tage die Dosis um 25–50 mg/die gesteigert, bei auftretenden Nebenwirkungen kann dieser Abstand jedoch verlängert werden. Bei Paroxetin empfiehlt sich die initiale Dosierung von 10 mg, die dann innerhalb von Wochen bis zur effektiven Dosis von 40 mg gesteigert werden sollte.
Außer den obengenannten stehen noch weitere Medikamente wie Betablocker bzw. in jüngster Zeit Medikamente aus der Gruppe der Azapirone (5-HT$_{1A}$-Agonisten = Buspiron) zur Verfügung. Buspiron hat bei der Indikation Generalisierte Angststörung, jedoch nicht bei der Panikstörung günstige Effekte erkennen lassen.

3.6.2 Psychotherapie

Um den Ablauf einer Panikattacke besser zu verstehen und damit für den therapeutischen Prozeß nutzbar zu machen, hat es sich in der Praxis (außer bei den tiefenpsychologisch-analytisch orientierten Verfahren) bewährt, den Patienten den sogenannten Angstkreis zu erklären (Abb. 10). Dieser besteht aus den Teilen Wahrnehmung, Gedanken, Angst, körperliche Veränderungen und körperliche Symptome und kann an jeder Stelle in Gang gesetzt werden. Ein Patient bemerkt z.B. plötzlich, daß sein Herz schneller zu schlagen beginnt, und er hat auch das Gefühl, nicht mehr richtig atmen zu können. Diese Symptome machen ihm angst, und er befürchtet, jeden Moment in Ohnmacht zu fallen. Der Patient nimmt also die körperlichen Symptome wahr, bewertet sie als gefährlich, und diese Vorstellung erzeugt Angst. Diese Angst bewirkt weitere physische Veränderungen im Sinne der Streßreaktion, wodurch sich die körperlichen Symptome noch verstärken. Hinzu kommen psychische Symptome, z.B. beginnen die Gedanken zu rasen, es entsteht das Gefühl, den Verstand oder die Kontrolle zu verlieren. Das alles führt zu einem noch schnelleren Herzschlag und zu Schmerzen in der Brust, die wiederum vom Patienten als besonders gefährlich bewertet werden, da sie ja stärker geworden sind und sich somit die Befürchtung einer Gefahr bestätigt. Die Situation

Psychotherapie

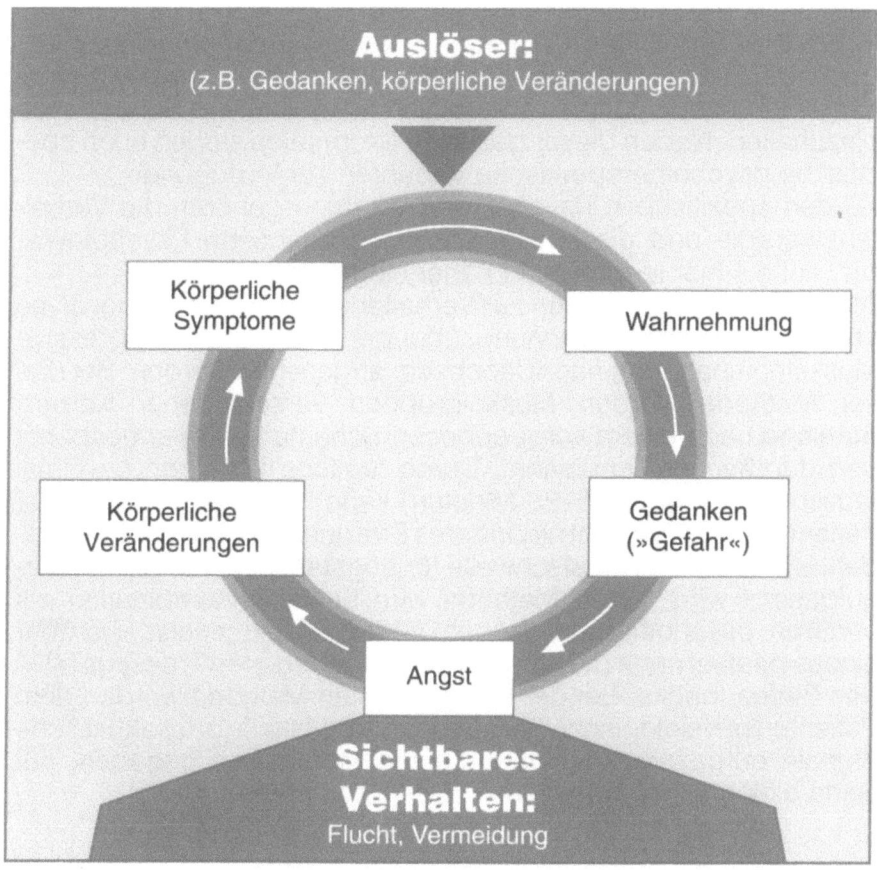

Abb. 10: Der Angstkreis (nach WITTCHEN et al., 1993)

schaukelt sich also auf. Dieser Angst- oder Teufelskreis wird den Patienten deutlich gemacht, da sich gezeigt hat, daß ein besseres Verständnis für den Ablauf einer Panikattacke von therapeutischem Nutzen ist.

Der Einsatz einer gezielten pädagogischen Aufklärung ist bei der Behandlung von Patienten mit Angststörungen besonders wichtig. Der Arzt sollte dem Patienten bereits frühzeitig die Störung erklären und Wege vorschlagen, wie der Patient die Symptome bewältigen kann. Es ist für den Patienten hilfreich zu wissen, daß seine Symptome bekannten Mustern entsprechen, daß auch andere Menschen an gleichen Symptomen leiden und daß es dafür er-

Angst – Panikstörung

folgreiche Behandlungsmethoden gibt. Der Arzt sollte mit dem Patienten über seinen Lebensstil sprechen und ihm empfehlen, gesunde Eß- und Trinkgewohnheiten zu pflegen, für ausreichende körperliche Betätigung zu sorgen und ausgewogene Ruhephasen einzuhalten. Neben dieser gezielten Information stehen auch spezifische psychotherapeutische Verfahren zur Verfügung.
Zu den spezifischen Psychotherapieformen gehören die Verhaltenstherapie und die psychoanalytisch orientierte Psychotherapie, auf die hier jedoch nicht näher eingegangen wird.
Als begleitende Methoden zur Verhaltenstherapie bzw. kognitiven Therapie können Entspannungsübungen, wie z.B. die progressive Muskelentspannung nach Jacobsen, angesehen werden. Bei dieser Methode werden Muskelgruppen verschiedener Körperbereiche nach einem vorgegebenen Schema zuerst angespannt und dann wieder entspannt. Durch tägliche Übungen (zweimal täglich über jeweils 15–20 Minuten) kann bei einem Großteil der Patienten ein insgesamt niedrigeres Erregungsniveau erreicht werden, wodurch die Angstschwelle für angstauslösende Stimuli heraufgesetzt wird. Diese Methode wird heute in Kombination mit anderen psychotherapeutischen Verfahren eingesetzt. Darüber hinaus besteht noch die Möglichkeit des autogenen Trainings bzw. des Biofeedbacks. Bei der letztgenannten Methode werden dem Patienten physiologische Vorgänge durch visuelle oder akustische Signale aufgezeigt und dadurch die Möglichkeit gegeben, auf seine biologischen Reaktionen Einfluß zu nehmen.

3.7   Patientenbeispiele

Patientin C; Panikstörung (ICD-10: F40.01):
Die nun 35jährige Patientin berichtet, daß es erstmals in ihrem 27. Lebensjahr zum Auftreten einer Panikattacke in einem Flugzeug gekommen sei. In weiterer Folge nahmen die Panikattacken zu, die sich jedoch nicht nur auf Situationen in engen Räumen beschränkten, sondern auch in Situationen auftraten, die für sie früher völlig unproblematisch waren, so z.B. in einem Kaufhaus bzw. in einer Bibliothek, Situationen, die sie nun vermeiden würde.
Die Panikattacken (Angstanfälle) gingen mit körperlichen (vegetativen) und psychischen Symptomen einher und würden in der Intensität rasch zunehmen (innerhalb von Minuten) und nach etwa

20–30 Minuten wieder abklingen. Dabei käme es zu Herzrasen, Palpitationen, Schwindel, Zittern sowie dem Gefühl, verrückt zu werden bzw. zu unrealistischen Wahrnehmungen. Die Panikattacken seien in Situationen aufgetreten, in denen für die Patientin keine objektive Gefahr bzw. für ihr Leben keine Beeinträchtigung bestanden hätte. Zwischen den Panikattacken lagen weitgehend angstfreie Zeiträume, allerdings mit einer bestehenden Erwartungsangst. Diese Erwartungsangst hat auch dazu geführt, daß sie spezifische Situationen meidet, so z.B. Autofahrten in die Stadt, da sie in einer Stausituation mit einer hohen Wahrscheinlichkeit einen Panikanfall erwartet. Sie würde mit ihren Hunden regelmäßig ihr vertraute Wege in der freien Natur gehen, aber dicht besiedelte Gebiete und Straßen meiden. Der Weg zum Arzt in die Innenstadt sei ihr sehr schwer gefallen.

Die Patientin wird über die Art, die Entstehung und den Verlauf der Erkrankung aufgeklärt, und es wird ihr dabei verdeutlicht, daß es sich um ein häufiges Krankheitsbild handelt, das medikamentös gut zu behandeln ist. Die Patientin berichtet, daß ihr Psychotherapeut ihr von einer medikamentösen Behandlung abgeraten habe, da sie nach nunmehr drei Jahren „ganz nahe am Problem dran seien". Nachdem vor kurzem in einer Fernsehsendung über Panikstörungen gesprochen wurde und sie sich ihrer daraus resultierenden starken Behinderung bewußt wurde, möchte sie jedoch jetzt zusätzlich zur Psychotherapie eine medikamentöse Behandlung versuchen. Die medikamentöse Therapie wird mit 3 x 0,5 mg Alprazolam sowie initial 10 mg Paroxetin begonnen. Der Patientin wird erklärt, daß Paroxetin der für die Langzeittherapie effektive Wirkstoff ist und daß von der Therapie mit Alprazolam spätestens nach 3–6 Monaten wieder Abstand genommen werden sollte. Die Patientin wird auch sehr detailliert auf die möglichen Nebenwirkungen hingewiesen sowie auf die Tatsache, daß man mit einer niedrigen Dosierung von Paroxetin beginnen und daß die effektive Dosis bei 30–40 mg liegen würde. Bereits nach einer Woche berichtet die Patientin, daß sie sich deutlich wohler fühle, angstfreier sei und daß es zu keinem Auftreten einer Panikattacke gekommen wäre. Damit kann die Steigerung von Paroxetin auf 20 mg unter Beibehaltung der Therapie mit 3 x 0,5 mg Alprazolam erfolgen, nach weiteren drei Wochen die Steigerung auf 40 mg Paroxetin. In den parallel zur Psychopharmakotherapie geführten Gesprächen findet vorwiegend eine Information über die Art der

Erkrankung, in welchen Situationen diese provoziert bzw. verstärkt werden könnte, etc. statt. Im Sinne einer Verhaltenstherapie werden mit der Patientin verschiedene angstbesetzte Situationen durchgesprochen, und sie wird aufgefordert, sich diesen Situationen dosiert, im Sinne einer Angsthierarchie, auszusetzen. Die einsichtsorientierte Therapie wird parallel dazu weitergeführt und von der Patientin als zusätzlich stabilisierend erlebt.

Patient D; Panikstörung (ICD-10: F40.0):
Ein 46jähriger Mann, der seiner Schilderung nach früher immer ein „Sunnyboy" gewesen sei, berichtet, daß er seit vier Jahren unter paroxysmal auftretenden Panikattacken zu leiden habe. Die Erkrankung sei erstmals im Zusammenhang mit dem Tod des Vaters und seiner Scheidung aufgetreten. Die erste Panikattacke habe er auf einer Reise erlebt, es sei plötzlich im Flughafengebäude zu Zittern, Schwitzen, Herzrasen gekommen, und er hätte Angst gehabt, daß das Herz stehenbleiben bzw. daß er verrückt werden würde. Er sei zu einem Jugendfreund in die USA gereist, und der habe ihm sofort gesagt, daß er sich sehr stark verändert habe und einen geschwächten Eindruck mache. Nun, nach vier Jahren, habe er sich erstmals in eine konsequente psychiatrische Behandlung begeben, da ihm deutlich wurde, daß er sich immer mehr von anderen Menschen zurückziehen würde und er zunehmend das Gefühl habe, nichts wert zu sein. Während er früher sehr gesellig gewesen sei, würde er sich nun nur noch selten aus dem Haus „getrauen", da er die Erwartung mit sich trage, eine Panikattacke zu erleben. Erleichternd sei es für ihn, gewohnte Wege zu gehen, bei denen er nicht das Risiko einer Konfrontation mit neuen Situationen auf sich nehmen müsse. Wegen dieser Angstsymptomatik würde er sich selbst nur mehr als „halber Mensch" vorkommen und habe das Gefühl, daß er nicht alt werden würde. Nachdem er geschieden sei, würde er die wenigen Lebensjahre allein verbringen müssen, da es ihm nicht möglich sei, sich anderen Menschen anzuschließen. Lediglich ein paar wenige Vertraute würden noch den Kontakt zu ihm halten, dies jedoch seiner Einschätzung nach überwiegend aus Mitleid.
Eine medikamentöse Therapie mit Moclobemid (600 mg) brachte eine deutliche Verbesserung der Symptomatik. Dies hat auch positive Auswirkungen auf die psychosozialen Beziehungen und das Selbstwertgefühl des Patienten.

4. Zwangsstörung

4.1 Begriffsbestimmung

Folgende Begriffe werden in der Literatur als Synonyma verwendet: Zwangsneurose, anankastische Neurose, *obsessive compulsive disorder* (OCD).
Pünktlichkeit, Fleiß, Sauberkeit und Ordnung sind hochgeschätzte Eigenschaften (Persönlichkeitszüge) vieler normaler Menschen. Wenn diese Eigenschaften jedoch in einer stark ausgeprägten Form vorliegen, ein durchgängiges Muster von Starrheit und Perfektionismus aufweisen sowie weitere Kriterien dazukommen, wird von einer zwanghaften Persönlichkeitsstörung (Charakterneurose) gesprochen. Wenn diese Eigenschaften in der Art ausgeprägt sind, daß ein normales Funktionieren nicht mehr möglich ist, und wenn die Charakteristika von Zwangsgedanken und/oder Zwangshandlungen auftreten, die die Diagnosekriterien einer Zwangsstörung nach ICD-10 erfüllen, wird von einer Zwangsstörung (früher als Zwangsneurose bezeichnet) gesprochen.

4.2 Symptomatologie

Die Hauptsymtome der Zwangsstörung sind Zwangshandlungen und Zwangsgedanken, die so ausgeprägt sind, daß sie für den Patienten oder seine Umgebung zur schweren Belastung werden (Tab. 12).
Zwangsgedanken sind wiederholt auftretende, imperative und unwillkürliche Ideen, Gedanken, Vorstellungen oder Handlungsaufforderungen (Impulse), gegen die der Patient meist erfolglos Widerstand zu leisten versucht. Sie werden von dem Patienten als eigene Gedanken erlebt, selbst wenn er sie als sinnlos, uner-

Zwangsstörung

Tab. 12: Häufigkeit und Inhalte von Zwangsgedanken und -handlungen bei Zwangsstörungen (nach: RASMUSSEN und EISEN, 1992)

Zwangsgedanken		Zwangshandlungen	
Beschmutzung	45 %	Kontrolle	63 %
Path. Schuld	42 %	Waschen	50 %
Körper	36 %	Zählen	36 %
Symmetrie	31 %	Fragen, Bekennen	31 %
Aggressive Impulse	28 %	Symmetrie, Genauigkeit	28 %
Sexuelle Vorstellungen	26 %	Horten	18 %
Mehrfache	60 %	Mehrfache	48 %

wünscht und häufig sogar als abstoßend empfindet. Zwangsgedanken gehen typischerweise mit Angstzuständen einher, die wiederum zu rituellen Zwangshandlungen führen, um Angst und damit verbundene Spannungszustände abzubauen. Wenn Zwangsgedanken oder Grübelzwang vorherrschen, sind die damit verbundenen zwanghaften Ideen, bildhaften Vorstellungen oder Zwangsimpulse für den Betroffenen fast immer quälend. Manchmal bestehen die Zwangsideen in endlosen pseudophilosophischen Überlegungen von unabwägbaren Alternativen, verbunden mit der Unfähigkeit, triviale, aber notwendige Entscheidungen des täglichen Lebens zu treffen. Die bildhaften Zwangsvorstellungen können aus obszönen, blasphemischen und ichfremden, wiederkehrenden bildhaften Vorstellungen bestehen, unter denen der Patient leidet. Ein Zwangsimpuls kann zum Beispiel beinhalten, daß eine Mutter von der Furcht gequält ist, dem Impuls nicht widerstehen zu können, ihr geliebtes Kind mit einem Messer zu verletzen. Selten treten diese Bereiche isoliert auf, häufig gibt es mehrfach vorkommende Zwangsvorstellungen. Zwangshandlungen sind Verhaltensformen, die bei flüchtigem Hinsehen als zielgerichtet erscheinen, die aber in einer ritualisierten Weise ablaufen. Diese Rituale treten als beobachtbare Schemata auf, die in einer stereotypen und regelmäßigen Art ausgeführt werden. Sie werden weder als angenehm empfunden (Abgrenzung gegenüber der Spielsucht) noch sind sie als nützliche Aufgaben anzusehen. Inhaltlich beziehen sich Zwangshandlungen meist auf Reinlichkeit (besonders Händewaschen), übertriebene Ordnung oder wiederholte Kontrollen. Schilderungen aus dem Erleben der Patienten machen deutlich, daß durch diese Zwangshandlungen eine möglicherweise als gefährlich angenommene Situation verhindert werden soll. Bei der Ausführung der Zwangshandlung bauen sich die mit den Zwangsvorstellungen einhergehenden Angstzustände ab. Das Ritual ist ein wirkungsloser, symbolischer Versuch, eine Gefahr abzuwenden, die entweder die Person bedroht oder von ihr ausgeht. Zwanghaft rituelle Handlungen müssen z. T. stundenlang und manchmal besonders langsam ausgeführt werden. Häufig vorkommende Zwangshandlungen sind: Kontrollieren, Händewaschen, Zählen, Fragen und Bekennen sowie Hamstern und Horten aller möglicher Gegenstände. Wie bei den Zwangsgedanken sind mehrere Zwangshandlungen häufig.

Abzuklärende Charakteristika bei Zwangsgedanken/Zwangshandlungen nach der Yale/Brown Obsessive Compulsive Scale (Y-BOCS) sind:

- der dafür notwendige Zeitaufwand,
- die dadurch hervorgerufene Beeinträchtigung,
- der dadurch entstandene Leidensdruck,
- die Möglichkeit, gegen die Zwänge Widerstand zu setzen,
- die mögliche Kontrolle über Zwänge.

4.3 Diagnostik

Um die Diagnose einer Zwangsstörung stellen zu können, müssen nach ICD-10 über den Zeitraum von mindestens zwei Wochen entweder Zwangsgedanken oder Zwangshandlungen vorliegen, die von der Qualität her subjektiv quälend sind oder die normale Aktivität stören. Die Zwangssymptome müssen als eigene Gedanken oder Impulse erkannt werden, es muß erkennbar sein, daß der Patient wenigstens gegen ein Zwangssymptom Widerstand (auch

Tab. 13: Diagnostische Leitlinien der Zwangsstörung nach ICD-10

1) **Symptomatik**
   Vorliegen von entweder Zwangsgedanken
   und/oder Zwangshandlungen

2) **Dauer der Symptomatik**
   2 Wochen lang an den meisten Tagen auftretend

3) **Behinderung durch Symptomatik**
   subjektiv quälend oder
   normale Aktivität störend

4) **Merkmale der Zwangsgedanken und/oder Zwangshandlungen**

   a) Werden als eigene Gedanken
      oder Impulse erkannt.

   b) Widerstand (auch erfolglos) wenigstens
      gegen einen Gedanken oder eine Handlung.

   c) Gedanken oder Handlungen dürfen an sich
      nicht angenehm sein (nicht gemeint ist
      Erleichterung von Spannung und Angst
      nach Ausführen der Zwangshandlung).

   d) Gedanken oder Handlungen müssen
      sich in unangenehmer Weise wiederholen.

erfolglos) leistet, die Gedanken oder Handlungen dürfen nicht angenehm sein, und die Gedanken oder Handlungen müssen sich in unangenehmer Weise wiederholen (Tab. 13).

Obwohl Zwangsgedanken und -handlungen meistens nebeneinander vorkommen, ist es aus klinischer Sicht sinnvoll, zwischen zwei Prägnanztypen von Zwangsstörungen zu unterscheiden, da sie unterschiedliche Behandlungen erfordern können. Diese Unterscheidung wurde auch bei der ICD-10 getroffen. Zwangshandlungen scheinen weniger eng mit Depressionen verbunden zu sein als Zwangsgedanken und sind leichter durch Verhaltenstherapie zu behandeln. Der Verlauf ist in 85 % der Fälle chronisch mit einer Zu- und Abnahme der Symptomatik.

4.4 Differentialdiagnostik

Patienten mit einer Zwangsstörung suchen wegen unterschiedlichster Symptomatik verschiedene Berufsgruppen von Ärzten auf (Tab. 14).
Es besteht eine enge Verbindung zwischen Zwangssymptomen, besonders Zwangsgedanken, und depressiver Störung. Die Differentialdiagnose zwischen einer Zwangsstörung und einer depressiven Störung kann schwierig sein, da beide Syndrome gleichzeitig auftreten können. Patienten mit einer Zwangsstörung haben oft depressive Symptome, und Patienten, die unter rezidivierenden depressiven Störungen (ICD-10: F33) leiden, können während ihrer depressiven Episoden Zwangsgedanken entwickeln (früher als anankastische Depression bezeichnet). In beiden Fällen wechselt der Schweregrad der Zwangssymptome meistens in Abhängigkeit von dem Schweregrad der Depression. Von den beiden Diagnosen – depressive Störung und Zwangsstörung – sollte die Diagnose Vorrang haben, deren Symptome sich zuerst entwickelt haben.

Tab. 14: *Welche Ärzte werden von Patienten mit einer Zwangsstörung aufgesucht?*

Dermatologe	Läsionen bzw. Ekzeme an Händen durch Waschzwang
Hausarzt	Waschzwang, Zähl-Kontrollzwang
Internist	Angst, eine ansteckende Krankheit zu haben (z.B. AIDS)
Neurologe	Zwangsstörung + Tourette-Syndrom Kopfverletzung
Geburtshelfer	Post-partum-Zwangsstörung
Plastischer Chirurg	Wiederholte Operationen
Zahnarzt	Zahnfleischläsionen (exzessives Putzen)
Kinderarzt	Zwangsstörung sekundär zu Sydenham-Chorea

Zwangsstörung

Sind beide vorhanden, aber keines stärker ausgeprägt, ist die Depression als primär zu betrachten. Bei chronischen Störungen sollte diejenige als vorrangig diagnostiziert werden, deren Symptome häufiger persistieren, wenn das jeweils zweite Syndrom abklingt. Die während einer Depression auftretenden Grübelzwänge werden vom Patienten nicht als „sinnlos" empfunden.

In Abgrenzung zu einer schizophrenen Störung haben die allenfalls als Zwang imponierenden Gedanken das Charakteristikum der „subjektiven Gewißheit", und es können weitere Symptome der schizophrenen Störung zur Darstellung gebracht werden.

Im Verlauf einer Zwangsstörung können auch gelegentlich Panikattacken oder leichte phobische Symptome auftreten, die nicht gegen die Diagnose einer Zwangsstörung sprechen (Tab. 15).

Tab. 15: Differentialdiagnose der Zwangsstörung

Differentialdiagnose	Unterschied zur Zwangsstörung
Depressive Störung zwanghaftes Grübeln (über unerfreuliche Umstände, alternative Handlungen)	Gedanken werden nicht als „sinnlos" empfunden
Schizophrene Störung zu Wahn, z.B. andere Menschen zu beschmutzen	„subjektive Gewißheit" + weitere Symptome der Schizophrenie
Tourette-Störung	Koprolalie, Koprophagie
Aktivitäten im Übermaß Eßstörung Sexualverhalten Glücksspiel Trinken	Person hat Vergnügen, leidet jedoch an Konsequenzen

Therapie

4.5 Epidemiologie

Die Zwangsstörung ist die vierthäufigste psychiatrische Erkrankung nach der phobischen Störung, der depressiven Störung und dem Substanzmißbrauch. Die Lebenszeitprävalenz liegt bei 2,5% der Gesamtbevölkerung. Obwohl viele Patienten keinen Arzt aufsuchen, lassen sich in den letzen Jahren vor allem aufgrund der verfügbaren effektiven Therapieformen mehr Patienten behandeln als zu früheren Zeiten.

4.6 Therapie

Für die Therapie der Zwangsstörung stehen sowohl nichtmedikamentöse Therapien als auch medikamentöse Verfahren zur Verfügung, wobei es sinnvoll erscheint, beide Methoden zu kombinieren.

4.6.1 Pharmakotherapie

Unter den verschiedenen zur Verfügung stehenden medikamentösen Therapieansätzen sollte als erster Schritt ein Serotonin-Wiederaufnahmehemmer (SSRI) bzw. Clomipramin gewählt werden. Man kann zum gegenwärtigen Zeitpunkt nicht mit Sicherheit voraussagen, welcher der bis jetzt verfügbaren SSRI (Citalopram, Fluvoxamin, Fluoxetin, Paroxetin bzw. Sertralin) bei einem individuellen Patienten am erfolgversprechendsten sein wird. Als weitere biologisch fundierte Therapiemöglichkeiten bieten sich die in Tab. 16 aufgeführten Verfahren an, die in Abgrenzung zur Depressionsbehandlung und zur Behandlung der Panikstörung dargestellt sind.

Im Gegensatz zur Depressionsbehandlung sind bei Zwangsstörungen nur Antidepressiva wirksam, die den Wirkmechanismus einer potenten Serotonin-Wiederaufnahmehemmung haben. Doch auch unter dieser Therapie kann man nach einer Latenzzeit von etwa 8–10 Wochen nur eine etwa 40 %ige Symptomreduktion erwarten. Da es sich bei der Zwangsstörung um eine chronische Erkrankung handelt, muß die Therapie als Dauertherapie angelegt sein.

Tab. 16: Therapeutische Effekte bei der Zwangsstörung, Panikstörung und Depression in Abhängigkeit von verschiedenen Wirkmechanismen (nach: GOODMAN WK et al., 1990)

Wirkmechanismus	Diagnosen		
	Zwangs-störung	Panikstörung	Depression
Potente Serotonin-Wiederaufnahmehemmer			
Selektive (z.B. PAR, FLU)	+++	++++	++++
Nichtselektive (z.B. CMI)	+++	++++	++++
Andere Wiederaufnahme-hemmer			
Gemischte (z.B. IMI)	++	++++	++++
Selektive NA (z.B. DMI)	+	++++	++++
MAO-Hemmer (z.B.: Phenelzin)	+	++++	++++
Benzodiazepine	+	++++	+
Therapeutischer Schlafentzug	(+)	-	+++
Elektrokrampftherapie	+	-	++++

CMI = Clomipramin, DMI = Desipramin, PAR = Paroxetin,
FLU = Fluvoxamin, IMI = Imipramin,
Effektivität: - = keine, (+) = eingeschränkte, + = geringe bis ++++ = hohe Effektivität

4.6.2 Psychotherapie

Die empfohlene nichtpharmakologische Behandlungsmethode der Zwangsstörung stellt die Verhaltenstherapie dar. Dabei wird der Patient aufgefordert, Situationen, vor denen er sich fürchtet, durchzustehen (z.B. das Überprüfen, ob abgesperrt ist), bis sich die Angst bessert. Ein weiteres Ziel ist es, die Zwangshandlungen mindestens für eine gewisse Zeit zu verschieben bzw. sie sogar ganz zu vermeiden. Der Patient soll durch diese Art der Therapie lernen, daß Vermeidung und Rituale zeitaufwendiger und weniger wirksam sind als die Konfrontation mit dem gefürchteten Stimulus. Es zeigt sich dabei, daß viele Patienten aufgrund jahrelanger Zwangshandlungen möglicherweise „vergessen" haben, wie normale Handlungen wie z.B. Händewaschen, Putzen etc. ablaufen. Eine Einweisung durch den Arzt und möglicherweise durch ein Familienmitglied oder einen Freund als „Co-Therapeut" soll dem Patienten bei der Konfrontationsübung und der Verzögerung der Zwangshandlung helfen. Psychoanalytische Verfahren haben sich bei der Zwangsstörung als insgesamt wenig hilfreich erwiesen.

4.7 Patientenbeispiele

Patient E; Zwangsstörung (ICD-10: F42.1):

Ein 28jähriger Philosophiestudent wird von seinem Hausarzt zur Behandlung „geschickt", da dieser gehört hat, daß an der Universitätsklinik neue Behandlungsmöglichkeiten für Patienten mit Zwangsstörungen bestehen. Auffällig ist die sorgsame Kleidung des Patienten und die mit Bedacht gewählten Worte. Der Patient berichtet langsam und eher umständlich, daß es ihm schwer fallen würde, morgens das Haus zu verlassen und seine Vorlesungen zu besuchen. Besonders hemmend sei seine große Sorge um saubere Kleidung und um die Sauberkeit hinsichtlich seines Körpers. Dabei sei für ihn die Sauberkeit des Mastdarmes von großer Wichtigkeit, da sich ansonsten Bakterien im Körper verbreiten könnten. Er würde deswegen in den Morgenstunden längere Zeit auf der Toilette zubringen. Sichtlich unangenehm berührt zeigt der Patient die Schwielen an seinen Händen, die durch das Festhalten an der Klosettbrille entständen, wenn er allmorgendlich „stundenlang" (etwa 2–3 Stunden täglich) durch intensives Drücken versuchen würde, den Mastdarm zu entleeren. Er habe bemerkt, daß es sich dabei um einen starken inneren Zwang handle, der, falls die Handlung nicht ausgeführt werde, mit starker Angst verbunden sei. Mit dem Philosophiestudium sei er noch nicht so recht vorangekommen, da er sehr viele Vorlesungen wegen dieser Zwangsrituale versäumt hätte. Eine psychiatrische Behandlung habe er bis jetzt noch nicht ins Auge gefaßt, da er der Meinung sei, daß diese Symptomatik als ein wesentlicher Bestandteil zu seinem Leben gehöre. Durch die Behandlung mit dem selektiven Serotonin-Wiederaufnahmehemmer Paroxetin wurde nach 8–10 Wochen eine etwa 40 %ige Reduktion der Symptomatik erreicht. Die Dosierung wurde mit 60 mg/Tag höher als bei einer Depression üblich angesetzt. Der Patient berichtete, daß er nun beim Auftreten dieser zwanghaften Handlungen leichter davon Abstand nehmen könne, ohne daß die schweren Ängste auftreten würden.

Patientin F; Zwangsstörung (ICD-10: F 42.1):
Eine 53jährige Frau berichtet, daß es in ihrem Leben verschiedene Zwangshandlungen gäbe und daß sie sehr froh über ihren verständnisvollen Mann sei, der ihr bei ihren Leiden zur Seite stehen würde. Insbesondere am Abend würde sich immer ein Zwangsritual entwickeln, das wie folgt aussieht: Jedes von ihr ausgezogene Kleidungsstück muß nach einer strengen Ordnung über einen bereitgestellten Sessel gelegt werden. Nach dem Ablegen jedes Kleidungsstückes müsse der Mann immer die gleichen Worte sagen: „Es ist gut so". Wenn sie nach dem Ablegen mehrerer Kleidungsstücke bemerken würde, daß ein Kleidungsstück nicht in genau derselben Ordnung liegen würde, wie von der für sie als inneren Zwang empfundenen Struktur vorgegeben, müsse sie sich wieder anziehen, und das Ritual würde von vorne beginnen. Sie sei wegen dieser Symptomatik bereits mehrmals in psychiatrischer Behandlung gewesen. Einmal seien ihr Neuroleptika verordnet worden, die keinerlei Besserung gebracht hätten und lediglich mit einer geringen Reduzierung der Angst verbunden waren. Sie hatte sich jedoch unter diesen Medikamenten körperlich deutlich gebunden und verkrampft gefühlt, was ihr zusätzlich ein schlechtes Lebensgefühl bereitet hätte. Es wäre noch ein Behandlungsversuch mit Benzodiazepinen durchgeführt worden, der ihr zwar die Angst genommen hätte, sie jedoch insgesamt körperlich sehr matt gemacht habe und an dem Charakter der Zwangshandlungen nur wenig geändert hätte. Bei der Patientin wird ein Behandlungsversuch mit einem potenten Serotonin-Wiederaufnahmehemmer (Clomipramin) unternommen. Unter der Dosierung von anfänglich 150 mg und später 200 mg Clomipramin wurde nach 10 Wochen eine etwa 50 %ige Symptomreduktion erreicht. Die Patientin berich-

tet, daß sich das Ausziehritual am Abend von den ursprünglich zwei Stunden auf etwa 50 Minuten reduziert hätte und sie auch bemerkt habe, daß auftretende Fehler in ihrem Kleiderritual nicht mit dem für sie als Strafe empfundenen Neuanfangen verbunden waren.

5. Komorbidität – Serotonin-Spektrumerkrankungen

5.1 Begriffsbestimmung

Verschiedene Erkrankungen wurden im Zusammenhang mit sogenannten Serotonin-Spektrumerkrankungen diskutiert (siehe Tab. 17). Die Gemeinsamkeit bei diesen Erkrankungen scheint das Ansprechen auf selektive Serotonin-Wiederaufnahmehemmer (SSRI) zu sein, was wiederum im Zusammenhang mit weiteren Untersuchungsbefunden auf eine Störung im serotonergen System hinweist.

Der Begriff Komorbidität wird in der psychiatrischen und medizinischen Literatur unterschiedlich gebraucht. Während ältere Definitionen eine Indexerkrankung festlegten, gebrauchen neuere Definitionen den Begriff der Komorbidität rein deskriptiv im Sinne einer operationalisierten Diagnostik wie folgt: „Das Auftreten von mehr als einer spezifisch diagnostizierbaren psychischen Störung bei einer Person in einem definierten Zeitintervall."

Tab. 17: Serotonin-Spektrumerkrankungen

Depressive Episode
Bipolare Störung
Dysthymia
Panikstörung
Soziale Phobie
Zwangsstörung
Prämenstruelle dysphobische Störung (PMDS)
Saisonal abhängige Depression (SAD)
Eßstörung

Neben diesem Begriff der Komorbidität wird in der Literatur auch auf die Assoziation verschiedener Symptome oder Syndrome bei einzelnen Patienten oder Patientengruppen eingegangen. Diese Form der syndromalen Assoziation wird im englischen Sprachraum als „co-occurrence" bezeichnet bzw. als Co-Symptomatologie oder Co-Syndromatologie. Der Begriff der Komorbidität im engeren Sinne wird dagegen denjenigen Fällen vorbehalten, die eine Assoziation verschiedener psychischer Störungen, z.B. im Sinne der ICD-10 oder der DSM-IV-Kategorien, aufweisen.

5.2 Probleme bei der Diagnostik

Die häufigste Komorbidität bzw. Co-Syndromatologie besteht zwischen Angst und Depression. Epidemiologische Verlaufsuntersuchungen haben gezeigt, daß etwa jeder zweite Fall einer Angststörung mindestens einmal eine weitere psychische Störung aufwies. Unter Einbeziehung der gesamten Lebensspanne ist dabei das gemeinsame Auftreten von Angsterkrankungen und affektiven Störungen, die relativ oft mit verschiedenen Formen von Abhängigkeit gekoppelt sind, am meisten anzutreffen. Bei Patienten, die einer stationären Behandlung bedürfen, liegt der Anteil der Komorbidität bei ca. 80-90 %.
Das Zusammentreffen einer depressiven Störung mit einer Dysthymia wird als doppelte Depression bezeichnet. Diese diagnostische Wertung ist insofern von klinischer Bedeutung, als beim Vorliegen dieser Depression von einer schlechteren Prognose ausgegangen werden muß. Darüber hinaus wird aufgrund der Kenntnis der langjährig bestehenden Dysthymia die depressive Episode häufig übersehen und nicht adäquat therapeutisch gewürdigt.
Zwangsstörungen sind ebenso in zwei Drittel der Fälle mit depressiven Verstimmungen im Sinne einer depressiven Episode vergesellschaftet. Panikattacken treten bei etwa 60 % der Patienten mit einer Zwangsstörung auf. Bei Patienten mit einer prämenstruell dysphorischen Störung (PMDS) haben Untersuchungen gezeigt, daß das Vorliegen dieser Störung als Vulnerabilitätsmarker für das Auftreten einer depressiven Episode angesehen werden kann. Jahreszeitlich abhängige Depressionen wie die Herbst-Winter-Depression (SAD = saisonal abhängige Depression) zeigen eine

negative Korrelation mit dem Alter, d. h., mit zunehmendem Alter verlieren sie an Häufigkeit in epidemiologischen Untersuchungspopulationen. Häufig kommen Patienten zur Beobachtung, die das Charakteristikum der Herbst-Winter-Depression in der Anamnese angeben, deren Verlauf sich jedoch von diesem Muster verselbständigt hat.
Häufige Fehler in der Diagnostik der Komorbidität werden insofern begangen, als komorbide Störungen außer acht gelassen werden, wenn initiale Symptome bereits auf eine klare diagnostische Zuordnung hinweisen. Die Kenntnis der Komorbidität ist jedoch sowohl für die Therapie der Akutsymptomatik als auch für die Langzeitprognose von Bedeutung. Bei der Komorbidität von Angsterkrankungen und depressiven Erkrankungen muß man insgesamt von einem verzögerten Ansprechen auf eine konventionelle Therapie ausgehen. Darüber hinaus ist diese Komorbidität meistens mit einer schlechteren Prognose verbunden.

5.3 Epidemiologie

Eine Reihe von epidemiologischen Studien hat auf den Zusammenhang von Angsterkrankungen und Depressionen hingewiesen. Diese Komorbidität soll bei Langzeitstudien eine Häufigkeit bis 70 % erreichen.
In der sogenannten Münchener Follow-up-Studie, die eine kombinierte epidemiologische und klinische Verlaufsstudie darstellt, zeigt es sich, daß die wesentlichen komorbiden, psychiatrischen Erkrankungen bei Angsterkrankungen affektive Störungen, Medikamenten- und Alkoholmißbrauch bzw. -abhängigkeit betreffen. Das Komorbiditätsmuster in der klinischen Stichprobe der Münchener Follow-up-Studie läßt sich aus Tab. 18 entnehmen und zeigt, daß die höchste Komorbidität mit einer Lebenszeit-Prävalenzrate von 44 % zwischen Angst und affektiven Erkrankungen besteht.

5.4 Mögliche Ursachen

Genetische und Familienuntersuchungen haben darauf hingewiesen, daß verschiedene psychiatrische Erkrankungen in ihrer klaren Ausprägung einen Erbmodus zeigen. Darüber hinaus wurde

Tab. 18: *Häufige Komorbiditätsmuster in der klinischen Stichprobe der Münchner Follow-up-Studie (WITTCHEN und VON ZERSSEN, 1988)*

DIS/DSM-III-Erkrankungen	Lebenszeit (n = 999)[1]		6 Monate (n = 70)[2]	
	n	%	n	%
Angsterkrankung allein	9	9,1	27	38,5
Affektive Erkrankung allein	13	13,1	10	14,3
Angst- und affektive Erkrankung	44	44,1	22	31,4
Substanzmißbrauch allein	1	1,0	2	2,9
Angsterkrankung und Substanzmißbrauch	5	5,1	4	5,7
Affektive Erkrankung und Substanzmißbrauch	7	7,1	2	2,9
Angst- und affektive Erkrankung und Substanzmißbrauch	20	20,2	3	4,3

[1] 2 Probanden hatten andere oder keine Lebenszeitdiagnosen.
[2] 31 Probanden hatten andere oder keine 6-Monats-Querschnittsdiagnosen.

jedoch auch berichtet, daß Angehörige von Patienten, die an einer komorbiden Depression und Angststörung leiden, das doppelte Risiko haben, an einer Depression oder einer Panikstörung zu erkranken, als Angehörige von Patienten, die nur an einer Depression litten.

Verschiedene Therapiestudien haben darauf hingewiesen, daß dem Serotonin in der Pathogenese von Depressionen, Angsterkrankungen, Zwangsstörungen bzw. Sucht- und Eßstörungen eine Schlüsselrolle zukommt. Serotonin ist im gesamten zentralen Nervensystem weit verbreitet und entfaltet die Wirkung an prä- und postsynaptischen Rezeptoren. Verschiedene Untersuchungen haben darauf hingewiesen, daß Veränderungen im serotonergen System mit Depressionen und Angsterkrankungen in Zusammenhang stehen. Medikamente, die mit einer Verminderung des zentralen Serotonin-Gehaltes einhergehen, können z. B. Depressionen auslösen (z.B. Reserpin bzw. Tryptophan-Depletionstest), während eine Erhöhung des serotonergen Tonus einen antidepressiven Effekt bewirkt.

Komorbidität – Serotonin-Spektrumerkrankungen

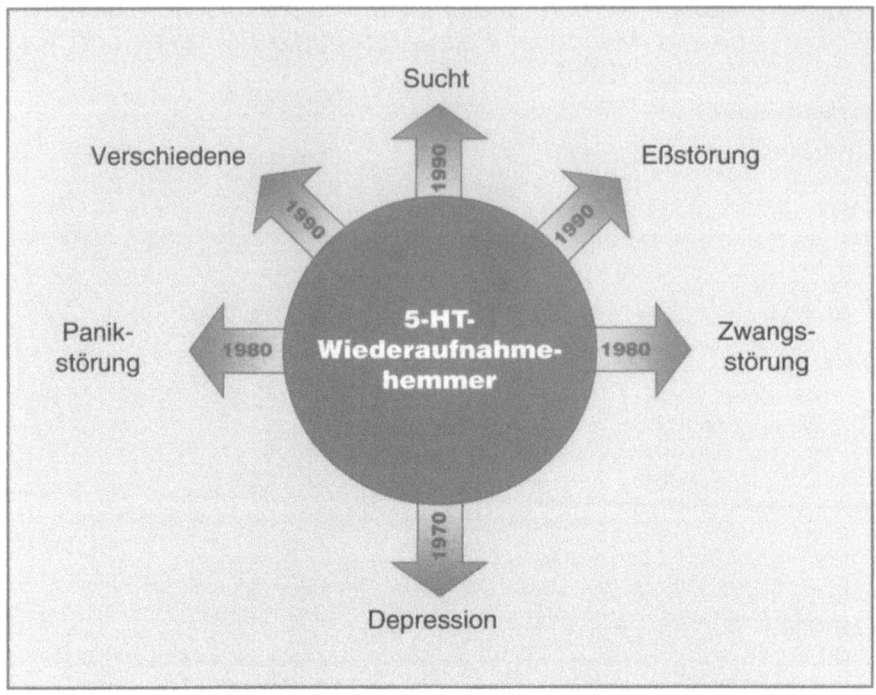

Abb. 11: *Entwicklungszeiträume von SSRI bei verschiedenen Indikationen serotonerger Spektrumerkrankungen*

5.5 Therapie

Aus Abb. 11 wird ersichtlich, daß ausgehend von den 70er Jahren bis zum heutigen Tag verschiedene Indikationsgebiete durch die Behandlung mit selektiven Serotonin-Wiederaufnahmehemmern untersucht wurden. Klare Ergebnisse liegen für die Behandlung depressiver Störungen, der Panikstörung und der Zwangsstörung vor. Interessanterweise haben Therapiestudien darauf hingewiesen, daß bei der Indikation Panikstörung bzw. Zwangsstörung höhere Dosierungen als bei der Depressionsbehandlung Verwendung finden. So wurde z.B. bei der Indikation Panikstörung mit einer Dosis Paroxetin zwischen 40 und 60 mg behandelt, während im Durchschnitt bei depressiven Erkrankungen die Dosierung von 20 mg als ausreichend angesehen wird.

5.6 Fallbeispiel: Komorbidität von Depression und Panikstörung

Eine 37jährige Patientin kommt zur Behandlung, da sie seit etwa vier Wochen ihrer gewohnten beruflichen Tätigkeit nicht mehr nachgehen kann. Sie fühle sich antriebslos, würde häufig in den frühen Morgenstunden über negative Inhalte grübeln, fühle sich schuldig, daß sie ihrem Mann eine schlechte Ehefrau und ihren Kindern eine schlechte Mutter sei. Darüber hinaus berichtet die Patientin über charakteristische Schlafstörungen mit Früherwachen und unerholsamem und zerstückeltem Schlaf. Im ersten Gespräch wird die später von der Patientin berichtete Thematik der auftretenden Panikattacken nicht erwähnt. Nach Beginn einer antidepressiv-medikamentösen Behandlung mit Paroxetin (20 mg) kommt es nach etwa 14 Tagen zu einer Aufhellung der depressiven Symptomatik. Die Patientin berichtet nun, daß sie schon früher einmal, vor etwa 10 Jahren, wegen auftretender Panikattacken in einer fachpsychiatrischen Behandlung gewesen war. Damals wurden verschiedene Medikamente versucht, wobei die schlechtesten Erfolge mit Maprotilin bzw. Amitriptylin zu verzeichnen waren. Schließlich sei sie mit Clomipramin (150 mg/die) behandelt worden, was gemeinsam mit den damaligen verhaltenstherapeutisch-psychotherapeutischen Bemühungen zu einer Teilremission der Symptomatik geführt habe. Genaueres Nachfragen ergibt, daß bei der Patientin keine zusätzliche agoraphobe Symptomatik von stärkerem Ausmaß vorhanden gewesen war. Die Patientin berichtet nun, daß sie etwa vier Monate vor Auftreten der depressiven Episode erneut unter den für sie unerklärlichen Panikattacken zu leiden hatte. Vorausgegangen war, daß ihr Mann aufgrund eines beruflichen Aufstiegs in einer etwa 250 km entfernten Stadt seine neue Beschäftigung gefunden hatte, und so die Familie die Woche über getrennt lebte. Obwohl sie den Entschluß ihres Ehemannes mitgetragen hatte, würde es ihr nicht leichtfallen, sich auf diese neue Lebenssituation einzustellen. Nach Kenntnis dieser Vorgeschichte erfolgt eine Dosissteigerung auf 40 mg Paroxetin, was zu einer deutlichen Reduktion der Depression und auch der Panikattacken führt. Die Patientin wird darüber aufgeklärt, daß eine medikamentöse Therapie von längerer Dauer, zumindest über die nächsten Jahre, notwendig sein wird.

6. Weiterführende Literatur

1. COPPEN A, SHAW DM, MALLESON A, ECCLESTON E, GUNDY G. Tryptamine metabolism in depression. Br J Psychiatry 1965; 111: 993-998.

2. DRESSLING H, BERGER M. Posttraumatische Streßerkrankung. Zur Entwicklung des gegenwärtigen Krankheitskonzepts. Nervenarzt 1991; 62: 16-26.

3. GASTPAR MT, KASPER S, LINDEN M. Lehrbuch der Psychiatrie. de Gruyter: Berlin 1996.

4. HAND I, GOODMAN WK, EVERS U. Zwangsstörungen. Neue Forschungsergebnisse. Springer: Berlin 1992.

5. KASPER S, BUCHKREMER G, DILLING H, GAEBEL W, HAUTZINGER M, HOLSBOER-TRACHSLER E, LINDEN M, MÖLLER HJ, PÖLDINGER W, WITTCHEN HU, WOLFERSDORF M. Depressive Störungen erkennen und behandeln. Karger: Basel, Freiburg, New York 1994.

6. KASPER S, HÖFLICH G. Pharmakotherapie der Zwangsstörung. TW Neurologie Psychiatrie 1994; 8: 168-178.

7. KASPER S, MÖLLER HJ (Hrsg.). Angst- und Panikerkrankungen. Fischer: Jena 1995.

8. KASPER S, MÖLLER HJ. Therapeutischer Schlafentzug. Klinik und Wirkmechanismen. Springer: Wien, New York 1996.

9. LESCH KP. Psychobiologie der Zwangskrankheit. Fortschr Neurol Psychiat 1991; 59: 404-412.

10. MARGRAF J, SCHNEIDER S, EHLERS A. DIPS: Diagnostisches Interview bei psychischen Störungen. Springer: Berlin 1991.

11. NEUMEISTER A, PRASCHAK-RIEDER N, HESSELMANN B, TAUSCHER J, KASPER S. Der Tryptophan-Depletionstest. Nervenarzt. 1996 (im Druck).

12. WITTCHEN HU, BULLINGER-NABER M, HAND I, KASPER S, KATSCHNIG H, LINDEN M, MARGRAF J, MÖLLER HJ, NABER D, PÖLDINGER W. Wie informiere ich meine Patienten über Angst? Karger: Basel 1993.

7. Stichwortverzeichnis

Symbole

5-HIAA   12, 37
5-HT   5, 9
5-HT-Rezeptoren   9
5-HT$_{1A}$-Rezeptor, postsynaptischer   10
5-HT$_2$-Blockade   15
5-Hydroxyindolessigsäure   8, 9, 13, 37
5-Hydroxytryptamin   5
5-Hydroxytryptophan   7, 8
5-HT$_{1A}$ 42

A

Agoraphobie   33, 35
AIDS   51
Akuttherapie   25
Alkohol   33, 35
Alkoholabhängigkeit   38
Alprazolam   27, 40, 45
Amitriptylin   22, 63
Angina pectoris   35
Angst   14
Angstkreis   42, 43
Angststörung, generalisierte   31
Angstsyndrom   36
Anpassungsstörung, depressive   20
Antidepressiva   39
Antidepressiva mit dualem Wirkmechanismus   22
Antidepressiva, tetrazyklische   22, 24
Antidepressiva, trizyklische   22, 24, 39
Azapirone   42

B

Barbiturate   39
Benzodiazepin   39, 40, 54
Benzodiazepin-Medikation   41
Blut-Hirn-Schranke   7
Brofaromin   41
Burn-Out-Begriff   19
Buspiron   39, 42

C

Carbamazepin   21, 25, 28
Challenge-Untersuchung   15
Chronifizierung   29
Citalopram   10, 22, 40
Clomipramin   10, 22, 40, 53, 54, 56, 63
co-occurrence   59
Co-Symptomatologie   59
Co-Syndromatologie   59
Compliance   30
Cortisol   10, 12

D

DD   35
Depression, bipolare   20
Depression, doppelte   21, 59

Stichwortverzeichnis

Depression, endogene 17
Depression, rezidivierende 20
Depression, unipolare 20
Desipramin 22, 54
Diazepam 41
Differentialdiagnose 35
Differentialdiagnostik 21
Doxepin 22
DSM-IV 17, 35, 59
Dysfunktionssyndrome,
  serotonerge 9
Dysthymia 20, 21, 59

E

EKG 37
Elektrokrampftherapie 54
Entspannungsübungen 44
Episode, depressive 17
EPMS 16
Erhaltungstherapie 25
Exozytose 7

F

Fenfluramin 10, 12
Fluoxetin 22, 40, 41, 53
Fluvoxamin 22, 40, 41, 53, 54
Fremdeln 31
Freud 15

G

G-Proteine 9
GABA-Benzodiazepin-Rezeptor-
  komplex 40
Gamma-Aminobuttersäure 14
Generalisierte Angst-
  störung 31, 39, 42

H

Hemmer der Monoaminoxidase,
  reversible, spezifisch 22

Herbst-Winter-Depression 59, 60
Hippocampus 5
Hydroxyindolessigsäure 12
Hyperthyreose 35
Hyperventilations-Syndrom 35, 37
Hypnotika 39
Hypoglykämie 35, 37

I

ICD-1 27
ICD-10 17, 19, 20, 21, 26,
  27, 29, 33, 34, 35, 37, 38,
  44, 46, 47, 49, 50, 51, 55,
  56, 59
Imipramin 12, 22, 40, 41, 54
Impulse 47
Invalidisierung 29
Ionenkanäle 9, 14
Ipsapiron 10

J

Johanniskrautpräparate 22

K

Karzinoid-Syndrom 35
Klaustrophobie 35
Komorbidität 34, 58, 59, 60

L

Langzeitbehandlung 21
Langzeitprognose 60
Langzeittherapie 24
Langzeittherapie, prophylakti-
  sche 25
Lebenszeitprävalenz 22
Liquor 13
Lithium 21, 25, 28
Locus coeruleus 14
Lorazepam 41

M

Major Depression 17
MAO-A-Hemmer, reversible spezifische 41
MAO-Hemmer 22, 24, 41
MAO-Hemmer, irreversible 41
Maprotilin 22, 63
Medikamentenmißbrauch 35
Melancholie 17
Metergolin 10
Mianserin 22
Milnacipran 22
Mirtazapin 22
Moclobemid 22, 41, 46
Monoaminoxidase 9
Monoaminoxidase(MAO)-Hemmer 41
Myokardinfarkt 35

N

Nebenwirkungen, extrapyramidal-motorische 16
Nebenwirkungsprofil 24
Negativsymptome 15
Neuroleptika 56
Neuroleptika, atypische 5, 15
Neurose, anankastische 47

O

obsessive compulsive disorder (OCD) 47
OCD 47
Oxazepam 41

P

Panikattacke 43
Panikattacken 31, 33, 34, 44, 52, 59
Panikstörung 14
Paroxetin 12, 22, 27, 40, 41, 45, 53, 54, 56, 62, 63

PET 15
Phase, anal-sadistische 15
Phasenprophylaktikum 25
Phenelzin 54
Phobie, soziale 31
PMDS 59
Positronen-Emissions-Tomographie 15
Post-partum-Zwangsstörung 51
Prolaktin 10, 12
Psychose, schizoaffek-tive 20, 21
Psychotherapie, psychoanalytisch orientierte 44

R

Raphe dorsalis 7
Raphekerne 5, 11
Reinlichkeit 49
Reserpin 61
reversible Hemmer der Monoaminoxidase A 40
RIMA 22, 24, 40, 41
Rituale 49, 55

S

SAD 59
saisonal abhängige Depression 59
Schizophrenie 15
Schlafentzug, therapeutischer 54
Schwellenmodell 11
Sedativa 39
Septum 5
Serotonin-Depression 13
Serotonin-Wiederaufnahmehemmer 10, 14, 22, 41, 53
Serotonin-Wiederaufnahme-hemmer, selektive 27, 41, 56, 58, 62
Sertralin 22, 40, 53
Soziale Phobie 31
Spielsucht 49
Spiperon 10

Stichwortverzeichnis

Spontanverlauf einer Panikstörung 34
ß-CIT 10, 11
SSRI 14, 22, 24, 53, 58, 62
Steuerung, endokrinologische 5
Stimulationsmethoden, neuroendokrinologische 10
Störung, depressive 12, 59
Störung, hypochondrische 38
Störung, prämenstruell dysphorische 59
Störung, schizophrene 52
Störung, wahnhafte 38
Störungen, rezidivierende depressive 51
Stressoren 12
Suizidalität 19
Suizidrisiko 34
Sydenham-Chorea 51
Symptome, phobische 52
Symptome, psychische 19
Symptome, psychomotorische 19
Symptome, somatische 20
Synapsen, monoaminerge 22
System, GABA-erges 14
System, limbisches 5

T

Techniken, radiologische 10
Teufelskreis 43
Therapie, interpersonale 25
Tourette-Syndrom 51
Tranylcypromin 22
Trazodon 22, 27
Trizyklika 41

Tryptophan 7
Tryptophan-Depletionstest 10, 11, 12, 61

V

Valproinsäure 25
Venlafaxin 22
Verfahren, psychoanalytische 55
Verfahren, psychotherapeutische 25, 44
Verhaltenstherapie 25, 44, 50, 54
Verhaltenstherapie, kognitive 25, 26
Vermeidungsverhalten 34
Viloxazin 22
Vorstellungen, psychoanalytische 15

W

Wirkung, thymoleptische 22

Y

Y-BOCS 49
Yale/Brown Obsessive Compulsive Scale 49

Z

Zentralnervensystem 22
Zwangsneurose 47
Zwangsstörung 15

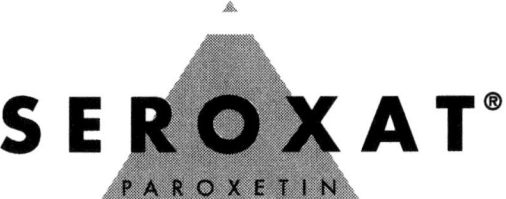

Gegen Depression

Seroxat* Wirkstoff: Paroxetinhydrochlorid **Zusammensetzung:** 1 Filmtablette enthält 22,8 mg Paroxetinhydrochlorid, entsprechend 20 mg Paroxetin. Sonstige Bestandteile: Calciumhydrogenphosphat 2 H_2O; Poly(O-carboxymethyl)stärke, Natriumsalz; Magnesiumstearat; Methylhydroxypropylcellulose; Macrogol 400; Polysorbat 80; Titandioxid (E 171). **Anwendungsgebiete:** Depressive Erkrankungen. Zwangsstörung. Panikstörung mit oder ohne Agoraphobie. **Gegenanzeigen:** Bekannte Überempfindlichkeit gegen Paroxetin. Kombination mit MAO-Hemmern oder Einnahme innerhalb von zwei Wochen nach Beendigung einer Therapie mit MAO-Hemmern. Eine Therapie mit MAO-Hemmern darf nicht innerhalb von zwei Wochen nach Beendigung einer Therapie mit Seroxat begonnen werden. Keine Einnahme mit Serotonin-Vorstufen (L-Tryptophan, Oxitriptan) und oralen Antikoagulantien. Besondere Vorsicht bei Einnahme mit Lithium und bei Elektrokrampf-Therapie. Vorsicht bei Patienten mit Epilepsie oder manischen Episoden in der Anamnese. Bei Auftreten von Krampfanfällen sollte das Präparat abgesetzt werden. Vorsicht bei Patienten mit Engwinkelglaukom. Aufgrund mangelnder klinischer Erfahrungen ist Seroxat nicht bei Kindern und Jugendlichen unter 18 Jahren anzuwenden. Agitierte und akut suizidgefährdete Patienten können eine dämpfende Begleitmedikation benötigen. Sorgfältige Kontrolle bei Patienten mit schwerer Nieren- und/oder Leberinsuffizienz. Bei Patienten mit kardialer Anamnese sollten die üblichen Vorsichtsmaßnahmen beachtet werden. Schwangerschaft und Stillzeit: Während der Schwangerschaft soll Seroxat nur bei zwingender Notwendigkeit und sorgfältiger Nutzen-Risiko-Abwägung angewendet werden. Seroxat darf nicht während der Stillzeit eingenommen werden, da der Wirkstoff Paroxetin in die Muttermilch übergeht. **Nebenwirkungen:** Unerwünschte Wirkungen sind: Häufig (> 10%): Übelkeit, Schläfrigkeit, Schwitzen, Kopfschmerzen, Tremor, Schwächezustände, Schlafstörungen, Mundtrockenheit, sexuelle Störungen, Diarrhöe, Obstipation, Schwindelgefühl. Gelegentlich (1-10%): Verschwommenes Sehen, Appetitlosigkeit, Gewichtszunahme (insbesondere bei längerfristiger Anwendung), Juckreiz, Nervosität/Agitation, Parästhesien. Selten (>0,1%, < 1%): Somnambulismus, Hypotonie, Bradykardie. In Einzelfällen wurde über eine veränderte Thrombozytenfunktion berichtet. Darüber hinaus wurde gelegentlich über extrapyramidale Störungen einschließlich orofazialer Dystonie berichtet, hauptsächlich bei Patienten mit zugrundeliegenden Bewegungsstörungen und bei Patienten mit gleichzeitiger Neuroleptikabehandlung. Selten gab es Berichte über Thrombozytopenie, Blutungsneigung (hauptsächlich Ekchymosen und Purpura), Sinus-Tachykardie, Krampfanfälle, Verwirrtheitszustände, Hautausschlag, Photosensitivitätsreaktionen, periphere und faziale Ödeme, Harnretention, akutes Glaukom, Anzeichen einer Hyperprolaktinämie und Galaktorrhoe sowie das Auftreten eines malignen neuroleptischen Syndroms. Selten wurde über Hyponatriämie (in einigen Fällen mit verminderter ADH-Sekretion einhergehend) berichtet. Sie trat vorwiegend bei älteren Patienten auf und war im allgemeinen nach Absetzen von Seroxat reversibel. Über Erhöhungen der Leberenzymwerte wurde berichtet. In seltenen Fällen kam es zu schweren Leberfunktionsstörungen. Bei anhaltenden Erhöhungen der Leberfunktionswerte sollte das Absetzen von Seroxat erwogen werden. Über vorübergehenden Blutdruckanstieg oder -abfall nach Behandlung mit Seroxat wurde berichtet, vor allem bei Patienten mit vorbestehendem Hypertonus oder Angstzuständen. Ein plötzliches Absetzen kann zu Symptomen wie Schwindel, sensorischen Störungen, Schlafstörungen, Agitation oder Angst, Übelkeit und Schwitzen führen. Hinweis für Verkehrsteilnehmer: Eine Beeinflussung der Verkehrstauglichkeit ist im allgemeinen nicht zu erwarten. Im Einzelfall können jedoch nicht vorhersehbare Wirkungen auf das Zentralnervensystem, besonders zu Beginn der Behandlung, nicht ausgeschlossen werden. Daher ist Vorsicht geboten. **Verschreibungspflichtig.** SmithKline Beecham Pharma GmbH, 80716 München. Stand: Dezember 1996.
*Seroxat ist ein Warenzeichen.

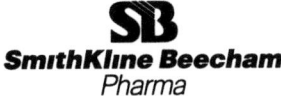

MIX
Papier aus verantwortungsvollen Quellen
Paper from responsible sources
FSC® C105338

If you have any concerns about our products,
you can contact us on
ProductSafety@springernature.com

In case Publisher is established outside the EU,
the EU authorized representative is:
**Springer Nature Customer Service Center GmbH
Europaplatz 3, 69115 Heidelberg, Germany**

Printed by Libri Plureos GmbH
in Hamburg, Germany